El libro de los zumos y batidos

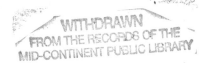

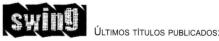

El libro de los zumos y batidos

Verónica Riera

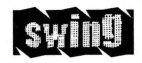

© 2011, Ediciones Robinbook, s. l., Barcelona

Diseño de cubierta: Regina Richling
Fotografía de cubierta: iStockphoto
Diseño de interior: Paco Murcia
ISBN: 978-84-96746-52-7
Depósito legal: B-885-2011
Impreso por Litografía Rosés, S.A. - Energía 11-27 - 08850 Gavà
(Barcelona)

Impreso en España - *Printed in Spain*

Sumario

Introducción: A la salud por el placer

El delicioso sabor ácido de un zumo de pomelo o de naranja recién exprimido es una de las primeras experiencias que podemos ya tener en el delicioso mundo de los zumos.

El conocimiento de los zumos vegetales es mucho más desconocido y seguramente nuestras primeras experiencias con ellos se remontan a viajes a países del sudeste asiático, a playas tropicales donde hemos experimentado con los vasos espumosos de color anaranjado de un zumo de zanahoria. El excitante sabor, junto con el ambiente exótico, han marcado nuestros inicios en esta aventura culinaria.

Lo más importante en todos los batidos y zumos es alcanzar una mágica calidad, que seguramente es difícil de conseguir por todo aquello que representa, en estos momentos la actual cadena alimenticia. Pero debemos intentar que todo lo que bebemos y comemos al menos resulte beneficioso para nuestra salud.

Las frutas, hortalizas y verduras crudas están llenas de vitaminas, minerales, enzimas, antioxidantes y otros componentes que nos proporcionarán energía, nos ayudarán a evitar las enfermedades, nos aliviarán dolencias y mantendrán nuestros procesos de limpieza corporal de forma óptima.

En cuanto hayamos adquirido la costumbre diaria de preparar nuestras propias recetas, no nos conformaremos con cualquier zumo, batido o infusión. Del mismo modo que nos duchamos o lavamos los dientes a diario, no podremos pasar sin nuestro zumo o batido.

En este libro encontraremos recetas de zumos y batidos que nunca nos hubiéramos podido imaginar. Nuestro desayuno consistirá a partir de entonces, habitualmente, en un zumo fresco o un batido cremoso. No podremos imaginar mejor forma de empezar el día.

Este libro le ofrece mil y una recetas que le ayudarán a inspirarse para empezar el día con un zumo o un batido. No debemos olvidar que el placer es uno de los aspectos más destacados de la comida y la bebida. Saborear un zumo casero constituye, sin duda para cualquier persona que lo haya experimentado, una inmensa experiencia placentera. No sólo posee un sabor delicioso, sino que también nos da energía al cuerpo y a la mente, al mismo tiempo que nos proporciona la satisfacción de haberlo creado nosotros mismos. Al placer sigue el efecto que la comida y la bebida tienen en nuestro cuerpo. Los zumos frescos son una de las combinaciones más saludables y rejuvenecedoras que podemos tomar. Un zumo nos proporciona un número incalculable de elementos que nos aportan vitaminas, minerales, enzimas, hidratos de carbono, clorofila y nutrientes derivados de las plantas, de las que cada vez se conocen más sus efectos beneficiosos para nuestra salud.

La mezcla natural de nutrientes trabajan solidariamente para potenciar nuestro sistema inmunológico, protegiéndonos de gripes, resfriados y de otras enfermedades como el cáncer y las enfermedades del aparato circulatorio. Los zumos son antioxidantes, ya que las vitaminas A, C y E pelean en nuestros organismos contra los oxidantes, sustancias que contribuyen a potenciar el cáncer, las dolencias del corazón y el envejecimiento. La clorofila, otra sustancia que encontramos en los zumos, es muy purificante.

Hoy en día, incluso las personas mas desinformadas en temas de salud, saben que ingerir cinco porciones de fruta y hortalizas diarias es necesario para el buen equilibrio de nuestra salud. De esta manera, un vaso de zumo casero cuenta como una porción, y debemos consumirlo rápidamente, ya que puede perder parte de sus propiedades, efecto que suele ocurrir con los zumos comerciales.

Un zumo fresco nos proporciona vitaminas en poco tiempo, ya que no se digiere de la misma manera que las frutas y hortalizas frescas. Además, y como consecuencia de que algunas frutas y seguramente todas la hortalizas se consumen conjuntamente con otros alimentos, se digieren de manera más lenta y quizá con poca eficacia, por lo que es posible que sus nutrientes no se absorban de manera adecuada.

Así, cuando bebemos un zumo o batido a diario, no sólo nos llenamos de energía, sino que también facilitamos el proceso purificador natural del cuerpo, ayudándole a defenderse de cualquier tipo de dolencia.

Un zumo o batido casero resulta siempre superior frente al mejor de los que podamos encontrar en cualquier cadena comercial o incluso en tiendas especializadas. Además es, sencillamente, el mejor refresco líquido del que puede disponer nuestro cuerpo.

Vitaminas, minerales
y antioxidantes naturales

Vitamina A y betacaroteno

La vitamina A es importante para mantener sanos los dientes, las encías, los huesos, la piel, el pelo y los ojos. Protege las membranas mucosas de nuestro cuerpo (garganta, pulmones y sistema digestivo) y nos ayuda a crear defensas contra las enfermedades. La vitamina A (retinol) se encuentra sólo en productos de origen animal como los lácteos, el hígado y los huevos. Sin embargo, el cuerpo puede obtener vitamina A de fuentes vegetales a través de otro nutriente llamado betacaroteno. Las frutas y verduras de color anaranjado y los vegetales de hojas verdes contienen una buena cantidad de esta sustancia que nuestro sistema digestivo transforma en vitamina A. Tanto la vitamina A (retinol) como el betacaroteno son sustancias antioxidantes.

Los mejores zumos de fruta son los de albaricoque, mandarina, mango, melocotón, melón (de color anaranjado), naranja y nectarina. **Los mejores zumos de verdura** son los de berro, brécol, col, col rizada, lechuga, espinaca y zanahoria.

Vitamina B1 (tiamina)

Las vitaminas del complejo B no son una sola sustancia sino todo un grupo de más de diez vitaminas. Su papel en nuestro organismo es más complejo que el de las demás vitaminas y minerales. Es importante saber que puede necesitar más cantidad de lo normal de las vitaminas del complejo B si fuma, bebe alcohol o toma anticonceptivos orales, y es mayor aún si está embarazada o amamantando un bebé (consulte a su médico si alguna de estas condiciones fuera su caso y tiene la impresión de necesitar suplementos multivitamínicos y/o minerales).

Generalmente las vitaminas del complejo B abundan más en las verduras que en las frutas. Las bananas y los aguacates son ambos fuentes muy ricas en estas vitaminas y aunque no se puedan licuar para producir zumos, su carne se puede combinar con otros zumos. La vitamina B12, que es muy importante para nuestro organismo, no se encuentra en ninguna fuente vegetal y no se puede obtener a través de los zumos. Esta vitamina se encuentra en los huevos y los cereales enriquecidos.

La vitamina B1 tiene un papel importante en la aportación energética para el organismo. Ayuda a digerir y metabolizar los hidratos de carbono. También es importante para la salud del corazón, de los músculos y del sistema nervioso. Las mujeres que toman anticonceptivos orales y las personas que fuman o beben alcohol tienen más riesgo de sufrir deficiencias de la vitamina B1.

Los mejores zumos de fruta son los de ciruela, mandarina, naranja y piña.

Los mejores zumos de verduras son los de ajo, coliflor, col rizada, perejil, puerro y tirabeques.

Vitamina B2 (riboflavina)

Facilita la aportación energética. También fomenta el crecimiento en general de todo el cuerpo y mantiene la salud de la piel, los ojos, la boca, el pelo y las uñas.

Los mejores zumos de frutas son los de albaricoques, ciruela, grosella, kiwi y melocotón. **Los mejores zumos de verduras** son los de berro, brécol, col rizada, espinacas, germinados de soja, perejil, pimientos rojos y tirabeques.

Vitamina B3 (niacina)

Ayuda a la formación de ciertas enzimas necesarias para el metabolismo y la transformación de los alimentos en energía.

Los mejores zumos de fruta son los de fresa, maracuyá, guayaba, melocotón, pomelo y uva. **Los mejores zumos de verduras** son los de coliflor, col rizada, germinados de soja, patata, perejil, pimiento rojo y zanahoria.

Vitamina B5 (ácido pantoténico)

Los mejores zumos de fruta para esta vitamina los de frambuesa, fresa, limón, mora y sandía. **Los mejores zumos de verduras** son los de apio, boniato, brécol y coliflor.

Vitamina B6 (piridoxina)

Ayuda a mantener la salud del sistema nervioso y de la piel.

Los mejores zumos de fruta son los de frambuesa, grosella, banana y sandía. **Los mejores zumos de verduras** son los de boniato, coles de Bruselas, col rizada, pimiento verde y puerro.

Ácido fólico o vitamina B9

Ayuda a mantener la salud del sistema nervioso. También es un nutriente esencial para la mujer embarazada porque previene la formación de espina bífida en el feto. El ácido fólico se encuentra en mayores cantides en las verduras que en las frutas.

Los mejores zumos de fruta son los de fresa, mandarina, melón, naranja y piña. **Los mejores zumos de verduras** son los de brécol, col blanca, coles de Bruselas, coliflor, chirivía, lechuga redonda y remolacha.

Biotina, colina, inositol

Estas vitaminas del complejo B son menos conocidas pero también muy importantes. Encontramos pequeñas cantidades de ellas en las verduras de hojas verdes.

Vitamina C

La vitamina C juega un papel importante en la producción del colágeno, el tejido conjuntivo de los huesos y la piel. Como vitamina de la piel puede acelerar la curación de heridas. También es un poderoso antioxidante que protege contra algunas enfermedades degenerativas. Además, facilita la absorción del hierro. Su cuerpo necesita más vitamina C si está sometido a estrés, fuma o toma antibióticos. También es un buen regulador de las funciones hepáticas, por lo que se aconseja a los consumidores de alcohol. La vitamina C se encuentra abundantemente tanto en las frutas como en las verduras. La mayoría encontrará una lista de las frutas y verduras que contienen mayor cantidad de esta vitamina. **Los mejores zumos de fruta** son los de frambuesa, fresa, grosella, grosella espinosa, guayaba, kiwi, lima, limón, mandarina, mango, melón, mora, naranja, papaya, piña y pomelo. **Los mejores zumos de verdura** son los de berro, brécol, col (blanca, verde y lombarda), coles de Bruselas, coliflor, hinojo, perejil y pimiento verde.

Vitamina E

La vitamina E es un poderoso antioxidante que ayuda a proteger el cuerpo de los efectos dañinos de los radicales libres. También previene de la oxidación de las grasas poliinsaturadas y colabora en las funciones de la vitamina A (betacaroteno). Encontramos la mayor concentración de esta vitamina en las verduras de hojas verdes.

Los mejores zumos de fruta son los de ciruela, frambuesa, grosella, grosella espinosa, zarzamora, pomelo y uva blanca. **Los mejores zumos de verduras** son los de apio, berro, boniato, col, coles de Bruselas, chirivía, espinacas, lechuga, pimiento verde, puerro, tomate y zanahoria.

Azufre

Entre los minerales, el azufre es importante para la salud de toda la parte más externa de nuestro cuerpo: la piel, el pelo y las uñas. También favorece los procesos metabólicos del cerebro y del hígado.

Los mejores zumos de fruta son los de frambuesa, fresa, maracuyá, grosella espinosa, melón, zarzamora y uva blanca. **Los mejores zumos de verdura** son los de apio, berro, boniato, cebolla, chirivía, pepino, rábano, tomate y zanahoria.

Calcio

Un mineral esencial para mantener fuertes y sanos los huesos y los dientes. Se encuentra en muchas frutas y verduras.

Los mejores zumos de fruta son los de frambuesa, fresa, grosella, grosella espinosa, guayaba, kiwi, mora, papaya y uva. **Los mejores zumos de verduras** son los de apio, berro, brécol, col rizada y todas las demás variedades de col, además de las chirivías, espinacas, hinojo, pimiento verde, tirabeques y zanahoria.

Cloro

Facilita la regulación del equilibrio ácido/alcalino del cuerpo y ayuda a la función del hígado.

Los mejores zumos de fruta son los de frambuesa, fresa, maracuyá, grosella, melón y zarzamora. **Los mejores zumos de verduras** son los de apio, berro, boniato, coles de Bruselas, lechuga redonda, puerros y zanahoria.

Fósforo

Este mineral es de vital importancia en la mayoría de reacciones químicas en nuestro cuerpo y también muy necesario para un correcto funcionamiento de los riñones y para mantener sanos y fuertes los dientes y los huesos.

Los mejores zumos de fruta son los de frambuesa, fresa, maracuyá, guayaba, kiwi, melón, zarzamora y uva. **Los mejores zumos vegetales** son los de apio, brécol, col rizada, chirivía y germinados de alfalfa.

Hierro

El hierro es un mineral esencial para la formación de los glóbulos rojos que distribuyen el oxígeno dentro del cuerpo. También colabora en la formación de ciertas enzimas. Las mujeres tienen más necesidad de hierro debido a la pérdida de sangre durante la menstruación.

Los mejores zumos de fruta son los de arándano, frambuesa, maracuyá, grosella y zarzamoras. **Los mejores zumos de verduras** son los de berro, boniato, col rizada, espinacas, lechuga, perejil, puerro, rábano y tirabeque.

Magnesio

Este mineral es necesario para muchos procesos enzimáticos y ayuda a la distribución de sodio, potasio y calcio dentro de las células. También es muy importante para los músculos y los nervios.

Los mejores zumos de fruta son los de frambuesa, fresa, maracuyá, grosella, guayaba, kiwi, limón, melón, mora, pomelo y uva. **Los mejores de verduras** son los de apio, brécol, col, coles de Bruselas, chirivía, nabo, remolacha y tirabeque.

Potasio

Este mineral se encuentra en todas las células del cuerpo. Es especialmente importante para la regulación del intercambio hídrico y del ritmo cardíaco. También tiene un papel importante en la salud del sistema nervioso y la formación de la masa muscular.

Los mejores zumos de frutas son los de albaricoque, cereza, ciruela, guayaba, frambuesa, maracuyá, kiwi, melocotón, melón, mora, papaya y uva. **Los mejores zumos de verduras** son los de apio, berro, brécol, col, coles de Bruselas, coliflor, col rizada, chirivía, espinacas, hinojo, lechuga, puerro, rábano, remolacha y tomate.

Sodio

Este mineral es un importante regulador del intercambio hídrico y de la tensión sanguínea. Pero la mayoría de nosotros consumimos dietas con exceso de sodio y esto puede llevar a la hipertensión. Pero las cantidades de sodio que encontramos en las frutas y las verduras no son perjudiciales, siempre y cuando nuestra dieta no contenga ya un exceso de sal. En los países con exceso de sol el sodio era fundamental para la supervivencia. Los zumos de las frutas y verduras mencionados a continuación pueden compensar las pérdidas de sodio causadas por una insolación.

Los mejores zumos de fruta son los de ciruela, maracuyá, grosella, kiwi, limón, melón y mora. **Los mejores zumos de verduras** son los de apio, berro, brécol, col, col rizada, espinacas, rábano, remolacha y zanahoria.

Zinc

Este mineral tiene funciones vitales en muchos de los procesos celulares del cuerpo. Facilita la formación de células nuevas, fortalece el sistema inmunológico y juega un papel importante en la salud de los órganos reproductivos del hombre y de la mujer. También facilita la regulación del equilibrio ácido/alcalino del organismo.

Los mejores zumos de fruta son los de frambuesa y guayaba. **Los mejores zumos de verdura** son los de berro, brécol, coles de Bruselas y tomate.

Cobalto, cobre, cromo, flúor, manganeso, selenio y yodo

Estos minerales se encuentran en pequeñas cantidades en la mayoría de las frutas frescas y en las verduras de hojas verdes. Las vísceras, los mariscos, los frutos secos y los cereales integrales contienen cantidades importantes de estos nutrientes.

Los antioxidantes

Probablemente habrá leído algo sobre nutrientes antioxidantes en artículos de periódicos o revistas. Si no fuera así lo hará seguramente en breve. Estas sustancias son objeto de extensas investigaciones que intentan descubrir si un grupo de vitaminas y minerales —las vitaminas A, B, C, betacaroteno (la fuente vegetariana de la vitamina A) y el mineral selenio— pueden dar protección contra enfermedades degenerativas como el cáncer, enfermedades del corazón, envejecimiento prematuro y cataras. Los científicos creen que los antioxidantes podrían ser la clave para limitar el impacto de estas enfermedades a menudo devastadoras.

Precisamente las frutas y verduras están repletas de sustancias antioxidantes como el betacaroteno y las vitaminas C y E y los zumos elaborados con ellas son naturalmente una fuente muy buena de estos nutrientes. Todo parece indicar que los antioxidantes tendrán un impacto revolucionario sobre la medicina preventiva porque se ha descubierto que son capaces de eliminar moléculas desequilibradas conocidas como radicales libres.

Los radicales libres son generados por toxinas que pueden llegar a nuestro organismo a través de la contaminación del aire o del humo. Cuando estas sustancias entran en reacción con otras moléculas dentro de nuestro cuerpo, pueden llegar a desestabilizarlas y representar un riesgo para las células. Esta capacidad de los radicales libres de destruir moléculas sanas ha sido relacionado con el desarrollo de ciertos tipos de cáncer y enfermedades cardíacas.

Por ello, el consumo de zumos frescos, aparte de vigorizarnos de inmediato, puede tener un efecto muy positivo sobre nuestra salud a largo plazo.

Nutrientes adicionales

Los zumos frescos contienen también otras sustancias beneficiosas para nuestra salud, aunque no se clasifiquen como vitaminas o minerales. Todas las frutas y verduras contienen, por ejemplo, pigmentos vegetales como los carotenoides y las antocianinas, sustancias antibacterianas y antivíricas y otros componentes que generan aroma y sabor. Se están llevando a cabo investigaciones para saber los efectos de estas sustancias en particular y todo parece indicar que forman una parte integral de los beneficios que nos aporta el consumo de frutas y verduras crudas y sus zumos.

Los zumos de frutas y verduras son muy fáciles de digerir y son ideales para personas cuyo organismo no puede soportar grandes cantidades de fibra o simplemente no quieren masticar zanahorias. Pero recuerde que los zumos frescos no deberían reemplazar su ración diaria de frutas y verduras enteras, porque la fibra que estas contienen es esencial para una eficaz eliminación de residuos. Como los zumos son líquidos, el estómago los digiere fácilmente y los nutrientes entran en la corriente sanguínea de forma muy rápida.

El proceso digestivo se beneficia también de la presencia de enzimas vegetales activas que se juntan a las enzimas presentes en el estómago a la hora de descomponer el zumo. La eficacia de estas sustancias hace que los nutrientes sean absorbidos por la corriente sanguínea a los pocos minutos de consumir el zumo. Las enzimas vegetales también nos ayudan a eliminar el exceso de proteínas y grasas procedente de otros alimentos. Algunas de estas enzimas, como la papaína de la papaya y la bromelaína de la piña son especialmente eficaces para aliviar una indigestión.

Desintoxicantes

Los zumos frescos tienen notables poderes desintoxicantes y restaurativos. Para empezar, todas las frutas y verduras contienen mucha agua que ha sido filtrada y destilada a través de las complejas estructuras de la planta y es de tal grado de pureza que no representa carga para el sistema digestivo.

Además, las frutas contienen ácidos que ayudan a eliminar toxinas del aparato digestivo. Los cítricos contienen el componente ácido más fuerte: el ácido cítrico. Otras frutas contienen ácidos más suaves como el ácido tartárico o el ácido málico. Algunas frutas, como las naranjas y las manzanas, contienen también sustancias como la pectina, que absorbe grasas y toxinas del tracto digestivo, y también sirve para preparar mermelada o confitura.

Las verduras verdes son ricas en clorofila, la sustancia con la que las plantas convierten la luz solar en energía para su crecimiento. La clorofila tiene también propiedades desintoxicantes y por ello las verduras verdes, como los berros o las espinacas, son importantes para un programa de desintoxicación. Además, ciertos vegetales como el tomate y la zanahoria tienen la reputación de actuar como tonificantes del hígado.

Una vez digeridas, las frutas y verduras son muy alcalinizantes y esto nos beneficia a la mayoría, ya que la dieta promedio de demasiadas proteínas y alimentos procesados y refinados crea un cierto exceso de acidez. Como todos los organismos vivos, nuestro cuerpo tiene un delicado equilibrio pH que se inclina ligeramente hacia el lado alcalino. Beber un vaso de zumo cada día puede ayudarnos a restablecer este equilibrio esencial.

PROPIEDADES NUTRITIVAS DE ALGUNAS VERDURAS

Alcachofa

Las alcachofas son energéticas, estimulantes y tonificantes, especialmente para el hígado y los riñones. Una de las sustancias químicas que posee, la cinarina, mejora la función hepática y aumenta la producción de bilis, lo que favorece el metabolismo de las grasas en general.

Apio

Realza el sabor de zumos y batidos. Constituye un tónico estupendo para los nervios y remineraliza el organismo. Muy suave para el aparato digestivo, facilita la asimilación de otros alimentos. Es uno de los mejores remedios que existen contra la gota, el reumatismo, los cólicos nefríticos y la ictericia.

Berro

Empléelo en zumos, donde dará un contrapunto picante. No se conserva bien, así que consúmalo el mismo día de haberlo comprado. Es muy rico en vitamina A y útil para tratar las bronquitis crónicas con mucosidades y para prevenir resfriados, gripes e infecciones víricas. Si lo mastica lentamente, evitará inflamaciones e infecciones en las encías.

Brécol

La mejor forma de consumir esta verdura es cruda, por tanto es perfecta en zumo, ya que así conserva las vitaminas A,

B, y C que contiene, además de hierro, potasio, calcio, cobre
y zinc. Se recomienda para la artritis, el reuma y para personas que padecen retención de líquidos.

Calabacín

Si es tierno, no hace falta pelarlo. El calabacín es diurético
y laxante, y, al anochecer, actúa como un buen sedante para
el sistema nervioso.

Calabaza

Tiene propiedades diuréticas y es rica en betacaroteno, que
el organismo convierte en vitamina A. La pulpa de la calabaza es expectorante, diurética y laxante. Las semillas son
muy nutritivas y tienen efecto calmante sobre el sistema
nervioso.

Cebolla

Es una incondicional de la cocina mediterránea y es suma-
mente saludable. Si las consume crudas, sobre todo, actúan como tónico y estimulante del sistema nervioso y del
hígado. Son diuréticas, por lo que se aconsejan para la
obesidad, el desequilibrio glandular y la retención de
líquidos. También son antisépticas, expectorantes y digestivas.

Chirivía

Tomadas crudas en zumo, se aprovecha su alto contenido en
vitamina B. Las chirivías son mejores en otoño y en los
meses de invierno, ya que poseen más sabor. Tienen propiedades diuréticas, por lo que se aconsejan a pacientes con
gota y reuma, o para aliviar la cistitis.

Col

Rica en vitaminas A, B y C, y en calcio, yodo, hierro, magnesio, fósforo, potasio y azufre. La col y las coles de Bruselas son muy eficaces en problemas respiratorios como asma, tos y resfriados.

Endibias

Son fáciles de digerir, lubricantes y buenas para los intestinos. Son muy eficaces en problemas digestivos.

Espárragos

Los espárragos son diuréticos y purificadores. Se usan para aliviar la hipertensión, retención de líquidos, gota, toxemia, edemas... Se aconsejan, asimismo, a las personas que padecen diabetes o hipoglucemia.

Espinacas

Las espinacas contienen calcio para huesos y músculos, un mucílago que fortalece articulaciones y mucosas, y yodo, que facilita la absorción de minerales. Las espinacas son buenas para el corazón, la anemia, los nervios, las depresiones, la fatiga, las convalecencias, etc. Su contenido en clorofila puede ayudar a quienes acusan demasiado el cambio de estación (sobre todo, de verano a otoño o de otoño a invierno).

Judías verdes

Son ricas en vitaminas A, B y C, y proporcionan energía por su contenido en sales minerales. Son adecuadas para los trastornos cardíacos y renales, y para enfermedades de tipo reumático o relacionadas con la retención de líquidos. Para estimular la diuresis puede tomar medio vaso de zumo de judías.

Lechuga

Rica en vitaminas A, B, C, D y E, calcio, cobre, hierro, fósforo y potasio, es un excelente remedio para el estreñimiento y es diurética. Es un gran remedio contra el insomnio, ya que tiene un notable efecto calmante sobre el sistema nervioso.

Nabo

El nabo es muy rico en calcio y también es una buena fuente de magnesio, potasio y hierro. Se recomienda para recuperar un sistema nervioso cansado o deficiente, y para desintoxicar el organismo y purificar la sangre. Los nabos deberían formar parte de la dieta de quienes sufren problemas asmáticos o alergias.

Pepino

Contiene vitaminas A y C, y calcio, hierro, magnesio, fósforo y potasio, pero su mejor función es que purifica la sangre y favorece la diuresis.

Puerro

Los puerros son diuréticos, antisépticos y emolientes.

Rábano

Rico en vitaminas B y C, y en calcio, yodo, hierro, fósforo y potasio, posee propiedades expectorantes, combate la bronquitis, resfriados y gripes, y es antiséptico.

Remolacha

Hay que limpiarla y pelarla con cuidado, para evitar que pierda la vitamina C. Es muy energética, fortalece el aparato digestivo, facilita el crecimiento de los huesos y tiene un efecto sedante de los nervios.

Zanahorias

Las zanahorias sirven para tratar numerosos problemas digestivos como colitis y diarrea, estimulan el hígado y fluidifican la bilis, refuerzan el sistema inmunitario, benefician a la piel y la sangre, y mejoran la vista.

PROPIEDADES NUTRITIVAS DE ALGUNAS FRUTAS

Las frutas, en su mayoría, se deterioran con bastante facilidad, por lo que es primordial adquirir solamente la cantidad justa para el consumo de unos pocos días.

En los países desarrollados se consume poca fruta, menos de la necesaria. A pesar de que la dieta mediterránea siempre ha contemplado el consumo de abundante fruta fresca, este uso se ha ido perdiendo, principalmente por pereza, ya que son más atractivos otros postres dulces, aunque menos saludables e incluso perjudiciales para la salud.

La fruta es rica en vitaminas. Incluso algunas sólo pueden encontrarse en las frutas y en las verduras frescas, como es el caso de la vitamina C, que ayuda a prevenir infecciones. Su carencia causaba en otras épocas escorbuto, hasta que se descubrió que los limones podían prevenirlo.

La vitamina A abunda en la papaya y el melón; la vitamina C, en el kiwi, naranja, limón, frambuesas y fresas; y la vitamina E, en almendras y nueces.

El hierro es abundante en frutos secos, como los cacahuetes; el fósforo, en las nueces; el sodio, en los albaricoques secos, cacahuetes y pasas; el potasio, en albaricoques secos, dátiles, ciruelas secas, pasas; y el cobre, en las nueces.

Las frutas son más jugosas, gustosas, sanas y nutritivas cuando se consumen en su temporada:

Primavera: albaricoque, cerezas, fresas, fresones, bananas y nísperos.

Verano: albaricoques, cerezas, ciruelas, fresas, grosellas, brevas, ciruelas, melocotones, melones, peras, sandías, uvas y piñas.

Otoño: granadas, manzanas, melones, peras, bananas, uvas, dátiles, membrillos y caquis.

Invierno: castañas, bananas, naranjas, limones, piñas, manzanas, mandarinas, pomelos y chirimoyas.

Aguacate

Rico en betacaroteno, vitaminas B3, B5, C y E (pequeñas cantidades de B1 B2 y B6), calcio, magnesio, fósforo y potasio.

El aguacate tiene un contenido en grasa más elevado que cualquier otro fruto (más del 20%), pero en un 80% se compone de ácidos grasos monoinsaturados y poliinsaturados, que son muy saludables.

Es de fácil digestión, ayuda en caso de problemas estomacales e intestinales y estimula el hígado.

Albaricoque

Rico en vitaminas A, B (sobre todo B3 y B5), C y K, así como calcio, hierro, magnesio, fósforo y potasio.

Los albaricoques, tanto frescos como secos, son muy nutritivos. Debido a su contenido en provitamina A, que es antioxidante, se consideran de gran ayuda en la lucha contra el envejecimiento. La provitamina A se concentra cuando la fruta se seca, al igual que sucede con el potasio y la niacina. Los albaricoques secos contienen una cantidad diez veces superior de hierro y de fibra que la fruta fresca.

Son muy saludables para la piel, las membranas mucosas, el hígado y la visión, y protegen el organismo contra muchas enfermedades infecciosas. Regulan el metabolismo, son muy diuréticos y ayudan en las dietas adelgazantes.

Banana

Su origen se encuentra en la India y el sur de Asia, aunque actualmente se cultiva en todo el mundo, en climas donde no se producen heladas.

Su contenido en agua alcanza el 80%, pero tiene muchos azúcares (alrededor del 18%, fundamentalmente sacarosa, fructosa y glucosa), 0,75% de proteínas, 75% de fibra y 0,25% de grasa. Es muy rico en vitaminas A y B (especialmente B3), y minerales como calcio, cloro, fósforo, potasio, azufre y magnesio. Las bananas regulan el equilibrio de pH del organismo y son muy digestibles, por lo que se recomiendan a niños (favorecen el crecimiento), convalecientes y anciano Su riqueza en calcio también ayuda a las personas mayores, ya que contrarresta la deficiencia de este mineral y fortalece los huesos frágiles. Son también recomendables en caso de gastritis u otros trastornos digestivos. Tienen funciones protectoras para el corazón y los vasos sanguíneos, y ayudan a aliviar el síndrome premenstrual.

Caqui

Los caquis o palosantos son unas frutas dulces que combinan bien con piña y frutas tropicales. Es preciso que estén maduros, pues de lo contrario su sabor es astringente por su contenido en taninos. Poseen abundante betacaroteno, vitamina C y calcio, y refuerzan el sistema inmunitario.

Cereza

Debido a su alto contenido en sales minerales, las cerezas poseen propiedades energéticas y rejuvenecedoras. Son buenas para desintoxicarse porque, entre otros beneficios, bajan el nivel de ácido úrico y tienen propiedades diuréticas. Son una buena solución contra la fatiga, tanto física como mental.

Las cerezas son ricas en calcio, magnesio, fósforo, potasio, sodio, azufre, betacaroteno, ácido fólico y vitamina C, y también poseen, aunque en menor medida, algunas vitaminas del grupo B y vitamina E. Son muy recomendables para los niños porque su alto contenido vitamínico fomenta el crecimiento y el desarrollo.

Ciruela

La familia de las ciruelas incluye muchos tipos de frutas de diferentes colores, formas, tamaños y sabores. Casi todas son ricas en vitaminas A, B y C, en calcio, hierro, magnesio, fósforo y potasio. Al secarse, el contenido de vitamina A se concentra y aumenta su valor en hierro, magnesio y potasio.

Las ciruelas son energéticas (por su riqueza en azúcares y en hidratos de carbono), diuréticas y laxantes (especialmente las ciruelas secas), y se recomiendan en casos de fatiga.

Dátil

Es de los frutos más antiguos que se conocen. Crece en algunas regiones subtropicales cálidas y secas, especialmente en el norte de África y en Oriente Medio.

Los dátiles son una fuente excelente de hierro para los vegetarianos y para quienes padecen anemia o insuficiencia de hierro. También son abundantes en magnesio, uno de los tres nutrientes principales del corazón, y ayudan a combatir el cansancio y la fatiga.

Es una fruta muy energética y nutritiva, especialmente rica en vitaminas del complejo B y en vitamina A, que estimula la digestión, previene la hipertensión, combate el nerviosismo y estimula las funciones del cerebro.

Frambuesa

Las frambuesas y los frutos de su familia contienen gran cantidad de azúcar de fácil asimilación. Son beneficiosas para la mala circulación, fortalecen los vasos capilares, tonifican el hígado, bajan la fiebre y son digestivas. Además, facilitan la eliminación de toxinas.

Las frambuesas son ricas en vitaminas A, B (especialmente B5, B6 y C, y en calcio, hierro, magnesio, fósforo y potasio. Las frambuesas combinan con todo tipo de frutas.

Fresa

Es muy rica en vitamina C (tiene tanta como las naranjas) y posee yodo, hierro, fósforo y potasio. Son excelentes para los problemas de reuma, fortalecen las defensas, ayudan a la digestión y bajan la fiebre. Las fresas tienen propiedades astringentes y diuréticas, y regulan las funciones hepáticas y glandulares y, en general, todas las funciones del metabolismo. Las fresas silvestres son más pequeñas, pero también las de mejor perfume y sabor. La fresa cultivada es algo mayor, aunque no tan aromática. Los más comunes son los fresones, de un atractivo color rojo vivo cuando están maduros.

Granada

Su origen es remoto y no muy claro, aunque se localiza en Oriente Próximo, y fenicios y griegos ya la conocieron. Los granos de granada tienen un sabor ligeramente ácido y muy refrescante debido a su alta concentración de ácido cítrico. También son ricos en betacaroteno, vitaminas del grupo B, y en calcio y hierro.

Las granadas son un buen tónico para el corazón. En países tropicales se usan para tratar la disentería y el asma; su piel desecada se usa en una infusión efectiva contra los trastornos estomacales que se acompañan de diarrea y contra la fiebre.

Grosellas

Las grosellas son originarias de las partes frías y húmedas del hemisferio norte. Las grosellas rojas y blancas son más dulces, pero las negras son más nutritivas.

La grosella roja contiene un 87% de agua, 7% de azúcares, menos de 1% de proteínas y es una interesante fuente de vitamina C. Las grosellas también contienen vitaminas E y B, hierro, calcio, azufre y cloro.

Ayudan a prevenir resfriados e infecciones y mantienen elásticos los vasos sanguíneos. Las grosellas negras fortalecen el sistema glandular, el bazo y el hígado, y las rojas son alcalinizantes, diuréticas y ligeramente laxantes.

Higo

Es muy dulce y no se recomienda si se está siguiendo un régimen de adelgazamiento. Contiene un 12% de azúcares, 80% de agua y pequeñas cantidades de proteínas, fibra y grasa. Es rico en vitaminas A, B y C, y en calcio, hierro, magnesio, fósforo, potasio y zinc.

Los higos frescos tienen un fuerte efecto revitalizante para todo el organismo, mientras que los higos secos, que aumentan notablemente su concentración de azúcares y fibra, constituyen un buen laxante.

Los higos refuerzan el sistema nervioso y el cerebro, son eficaces contra los trastornos respiratorios y son beneficiosos para las úlceras bucales, los abscesos y la gingivitis debido a su alto contenido en calcio.

Kiwi

El kiwi es originario de China, pero se extendió mundialmente tras su llegada a Nueva Zelanda en los años sesenta.

El kiwi contiene mucha vitamina C, más que la naranja y el limón, y un solo kiwi al día cubre las necesidades de un adulto. Por tanto, es valioso para las personas con pocas defensas, convalecientes, anémicas o anoréxicas. También es rico en betacaroteno, calcio, magnesio, fósforo, potasio y sodio.

Los kiwis tienen una enzima que disuelve las proteínas, facilita la digestión y ayuda a limpiar la sangre de colesterol.

Limón

El limón es rico en vitamina C y también contiene vitaminas B1, B2, B3, B5, B6, B8, K y P. En cuanto a minerales, es rico en calcio, cobre, hierro, magnesio, fósforo, sodio y azufre. El limón posee nutricionalmente todas las características de las frutas cítricas, aunque menos azúcares que las naranjas.

El limón es astringente y antiséptico, digestivo y purificador de la sangre. Alivia las molestias producidas por los gases, es útil en caso de diarrea y disuelve las toxinas y los cristales que causa la gota. El zumo de limón fortalece el corazón, regula la presión sanguínea, tonifica las venas y fortalece el hígado. Asimismo, también ayuda a conservar la salud de los cabellos.

Manzana

Hace más de tres mil años que se cultivan, desde que se desarrollaron a partir de variedades silvestres. El manzano es tan antiguo como la agricultura.

La manzana tiene un elevado contenido en agua (84%), su contenido proteico se sitúa en torno al 0,5% y posee un 2% de fibra y tamabién un 13% de azúcares.

La manzana ofrece numerosos beneficios terapéuticos gracias a sus azúcares naturales, aminoácidos, vitaminas (A, B y C), minerales (calcio, magnesio, fósforo y potasio) y pectina. Es especialmente beneficiosa para el aparato digestivo, ya que alivia tanto el estreñimiento como la diarrea (debido a su contenido en pectina).

Las manzanas tonifican y fortalecen el organismo en general y son también muy buenas para los dientes, sobre todo si se comen a mordiscos, ya que protegen y limpian las piezas dentales y ayudan a desinflamar las encías.

También están indicadas en caso de fatiga, tanto física como mental, estrés, anemia y desmineralización.

Melocotón

Llegó a Persia procedente de China hace más de dos mil años y de allí partió hacia Europa.

Ricos en betacaroteno y vitaminas A, B (sobre todo B3) y C, los melocotones son tonificantes para todo el organismo. Se pueden secar y, entonces, se concentran algunos nutrientes como la vitamina A, fósforo, hierro y también fibra.

Los melocotones son diuréticos, estimulan las glándulas, facilitan el metabolismo renal y favorecen la digestión. Son especialmente recomendables para las personas que padecen trastornos digestivos debidos a nervios y al estrés, y constituyen un remedio efectivo para los síntomas premenstruales y menopáusicos.

Existen diferentes variedades de melocotones, algunas con la pulpa blanca, y otras, amarilla, e incluso hay un melocotón que no presenta esa típica piel aterciopelada: la nectarina.

Melón

Su origen es antiquísimo y desconocido, ya que los investigadores no se ponen de acuerdo sobre su origen.

Puede llegar a contener un 93% de agua y su valor calórico es muy bajo. No posee más del 5% de azúcares, 0,75% de proteínas, 0,5% de fibra y 0,25% de grasas.

Proporciona una buena cantidad de vitaminas A y C, pequeñas cantidades de vitaminas del grupo B, y minerales como el potasio, calcio, cloro, magnesio, fósforo, sodio y azufre.

Los melones amarillos o anaranjados son ricos en betacaroteno y ayudan a prevenir los procesos degenerativos. Los melones son diuréticos y laxantes y resultan útiles en los problemas de retención de líquidos, y en casos de reuma o artritis. Son buenos reguladores del nivel de ácido úrico y limpian los riñones. Los melones deben recolectarse maduros porque, una vez fuera de la planta madre, se ablandan pero no maduran ni se vuelven más dulces.

Naranja

El género *Citrus* incluye numerosos árboles perennes y arbustos conocidos por sus frutos: naranja, mandarina, limón, lima, cidra, pomelo... Su antepasado fue probablemente la naranja amarga de adorno, que aún se utiliza para elaborar mermelada, y que introdujeron los árabes, posiblemente procedentes de China.

Las naranjas son ricas en betacaroteno y vitamina C, y poseen pequeñas cantidades de vitaminas del grupo B y E. También contienen calcio, magnesio, fósforo y potasio.

Estos cítricos presentan un 88% de agua, 0,75% de proteínas, 0,50% de fibra y 0,25% de grasa. Existen numerosas variedades: las navel, navelina, Valencia, Jaffa y Sunkist, la salustiana, la sanguina y la cadenera. Las naranjas son estomacales, antiespasmódicas y digestivas. Refuerzan el sistema inmunitario y actúan como purificador natural de la sangre y sedante del sistema nervioso.

Su zumo es fácilmente digerible y se recomienda en la convalecencia de enfermedades acompañadas de fiebre o diarrea. Son aconsejables para la piel y para cicatrizar heridas, fortalecen los capilares y el sistema vascular y actúan beneficiosamente en las varices.

Mandarinas

Las mandarinas contienen más bromo que otros tipos de cítricos y, por tanto, poseen un notable efecto calmante sobre el sistema nervioso, muy adecuado para evitar el insomnio.

Mango

El mango es el fruto más importante del trópico después de la banana. Su pulpa es de color amarillo verdoso o anaranjado, con matices verdes o marrones. Su pulpa es de un tono naranja y envuelve el hueso, es jugosa y fibrosa, dulce y perfumada. Posee un valor energético que aumenta con la maduración del fruto. Es una fruta rica en vitaminas, sobre todo en caroteno (vitamina A) y vitamina C. En algunas variedades el contenido de dichas vitaminas es superior al de la naranja. Sus efectos diuréticos y laxantes son muy conocidos en las zonas tropicales, donde hasta las hojas y flores se utilizan con fines igualmente medicinales. También es un fruto con un considerable contenido en potasio.

Maracuyá

El maracuyá, fruta de la pasión o pasionaria es un fruto exótico procedente de la Amazonia que hace pocos años empezó a cultivarse en muchos países de América y Australia. La pulpa y el zumo del maracuyá son ricos en calcio, hierro y fósforo, además de vitaminas A y C. Su zumo se recomienda para combatir la hipertensión y tiene también un ligero efecto sedante. Por su alto contenido en vitamina C es apropiado también en casos de carencia de esta vitamina. Debido a la cantidad de azúcar que contiene debe tomarse con precaución en las dietas de adelgazamiento.

Pera

Como ocurre con la manzana, existen miles de variedades de pera y su origen es antiquísimo. Su consumo se remonta a unos tres mil años a.C.

Su porcentaje en agua es alto, presenta un 10% de azúcar y pequeñas cantidades de proteínas y grasa. Es rica en vitaminas A, B y C, y en calcio, yodo, hierro, magnesio, manganeso, fósforo, potasio y azufre.

Constituye la fruta más adecuada para tratar las afecciones de reuma, gota y artritis, ya que su combinación de azúcares naturales, pectina y taninos disuelve el ácido úrico del organismo. Las peras facilitan la función intestinal, son beneficiosas para el sistema nervioso, regulan la presión sanguínea, fortalecen los riñones y fomentan las funciones cerebrales.Estas frutas son excelentes para los niños, y por su sabor y textura, resultan ideales para que los niños se inicien en la costumbre de comer fruta fresca.

Piña

Esta deliciosa fruta puede usarse para desintoxicar el organismo y es una buena fuente de vitamina C, contiene varias vitaminas del grupo B y algunas variedades proporcionan caroteno. La piña también proporciona calcio, magnesio, fósforo, potasio y sodio.

Contiene una enzima digestiva (bromelina), un excelente tónico estomacal. Por tanto, es ideal como postre porque estimula la digestión.

La piña descongestiona y alivia el dolor de garganta y tiene propiedades antitérmicas. En caso de dolor de garganta, beba el zumo muy lentamente, manteniéndolo unos segundos por toda la boca antes de tragarlo, como si fuera un enjuague bucal. Resulta muy beneficiosa para las personas que sufren estreñimiento crónico o padecen inapetencia.

Pomelo

Bajo en calorías, el pomelo es rico en vitaminas A, B y C y desintoxica el organismo, lo que le convierte en una fruta muy indicada para las dietas adelgazantes. Contiene también vitaminas E y P, y minerales como calcio, hierro, magnesio, fósforo y potasio. El pomelo fortalece los pulmones, facilita la secreción de los zumos gástricos y, si se toma en ayunas por la mañana, actúa como diurético y purificador de la sangre.

Sandía

Es una de las frutas más refrescantes y tiene su origen en Oriente Próximo. Los árabes impulsaron su consumo.

La sandía es prácticamente agua y su contenido en azúcares no llega ni a la mitad del melón. Posee betacarotenos, ácido fólico y vitaminas B5 y C, y contiene pequeñas cantidades de otras vitaminas del grupo B. Proporciona también calcio, magnesio, fósforo, potasio y sodio.

Las sandías previenen los procesos degenerativos, tienen propiedades diuréticas y limpian los riñones. Son frutas muy depurativas que se digieren con facilidad.

Uva

Es una de las frutas cultivadas desde hace más tiempo, generalmente con el propósito de hacer vino más que para consumir directamente, aunque también constituye un postre muy habitual. Las uvas de vino acostumbran a ser más pequeñas que las destinadas a la mesa.

Las uvas contienen nutrientes en pequeñas cantidades: calcio, cobre, yodo, hierro, fósforo y potasio, y abundancia de vitaminas C y E, además de algunas vitaminas del grupo B (B1, B2 y B3). Cuando el fruto se seca, ciertos nutrientes como el hierro se concentran. Estas frutas poseen un contenido de agua del 81% y su porcentaje en azúcares es alto (17,25%). Poseen, además, un 0,5% de fibra.

La uva es uno de los mejores frutos tonificantes para el sistema nervioso, muy útil para tratar la pérdida de energía, el cansancio y la fatiga. Regula, asimismo, el equilibrio del pH del organismo y las funciones intestinales (para lo cual deben consumirse enteras).

Las uvas blancas son muy recomendables para las dietas adelgazantes y para purificar el organismo, y las negras, para la circulación y el fortalecimiento de los vasos sanguíneos. Las uvas también se recomiendan en caso de dispepsia, estreñimiento, hemorroides, trastornos hepáticos, alergias, diabetes y retención de líquidos.

Zarzamora

Las zarzamoras pueden utilizarse de la misma forma que otras bayas como el arándano, la grosella o la frambuesa. No es difícil cultivarlas, ya que sus matas arraigan en cualquier sitio y más bien plantea dificultades el hecho de deshacerse de ellas. La zarzamora proporciona abundante betacaroteno, vitaminas C y E, y vitaminas del grupo B. Su contenido en vitamina C, cuando está madura, es cuatro veces superior al de las naranjas. Además, posee hierro, calcio, cobre, cloro, magnesio, fósforo, potasio, azufre y sodio.

Su alto contenido en hierro y cobre hace que sean especialmente indicadas para prevenir la anemia. Estos frutos contienen una respetable cantidad de azúcar de fácil asimilación, recomendable para los diabéticos o para las personas que, en un momento dado, necesitan un aporte extra de energía.

Zumos

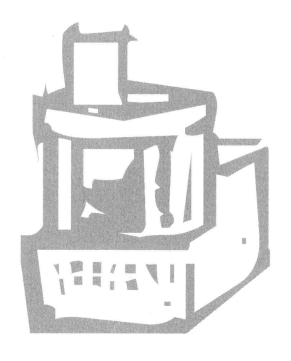

Zumos de frutas exóticas

Agridulce

2 guayabas
3 mandarinas

1. Pelar y licuar las guayabas. Exprimir las mandarinas. Mezclar los zumos.
2. Servir muy frío en vasos de tubo.

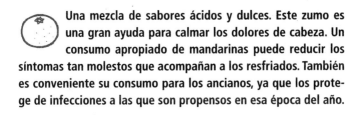 **Una mezcla de sabores ácidos y dulces. Este zumo es una gran ayuda para calmar los dolores de cabeza. Un consumo apropiado de mandarinas puede reducir los síntomas tan molestos que acompañan a los resfriados. También es conveniente su consumo para los ancianos, ya que los protege de infecciones a las que son propensos en esa época del año.**

Mango rojo

2 mangos
2 puñados de arándanos negros
1 lima
120 ml de zumo de manzana

1. Pelar los mangos, lavar los arándanos y licuar ambos ingredientes.
2. Exprimir la lima y mezclar todos los zumos.
3. Servir muy frío en copas de cóctel.

Mango y jengibre

2 mangos
1 pomelo
1 cm de rizoma
de jengibre
120 ml de zumo
de manzana
cubitos de hielo

1. Pelar el jengibre, los mangos y licuarlos.
2. Exprimir el pomelo y mezclar los tres zumos.
3. Servir frío en vasos tubo con cubitos de hielo.

El sabor ligeramente amargo del pomelo y el toque especiado del jengibre armonizan con el dulzor y la cremosidad del mango para crear esta bebida energética ideal para el sistema inmunitario. El jengibre, un rizoma extremadamente aromático que recuerda un poco al limón pero con un inconfundible toque picante, se ha empledao a menudo en la medicina china por sus propiedades terapéuticas como analgésico y antiinflamatorio.

Mango sobre piña

1 mango
1/2 piña

1. Separar la carne de la piña de su corteza y licuar. Quitar el hueso del mango y cuartearlo. Podemos licuar la piel de esta fruta sin problemas.
2. Remover el zumo de las frutas en un vaso largo y adornarlo con una rodaja de piña.

Delicia de Eva

2 mangos
4 manzanas

1. Pelar los mangos y las manzanas y licuar.
2. Presentar en copas bajas adornado con daditos de manzana.

 Si Eva hubiese tenido la posibilidad de elección en el Edén, seguramente habría preparado un zumo con un mango maduro y jugoso.

Simplemente tropical

2 mangos
1 banana
150 ml de zumo de naranja

1. Pelar y licuar los mangos y la banana.
2. Añadir el zumo de naranja y mezclar.
3. Servir en copas con pedacitos flotantes de fruta.

Néctar de mango

2 mangos
2 nectarinas
2 naranjas

1. Licuar los mangos y las nectarinas. Exprimir las naranjas y mezclar los zumos.
2. Presentar en vasos altos con el borde azucarado.

 Se trata de una bebida elaborada a base de tres frutas de carne anaranjada, con unos sabores que armonizan y de gran valor nutricional. Este zumo constituye un tónico excelente para proteger el sistema inmunológico por su alto aporte vitamínico.

Crisis de identidad

1 papaya
3 mandarinas
120 ml de zumo
de naranja

1. Pelar y licuar la papaya. Exprimir las mandarinas y mezclar los tres zumos.
2. Servir en copas de cóctel adornadas con un gajo de mandarina.

Gazpacho de papaya

1 papaya
1 piña
1 rodaja de sandía
1 banana

1. Pelar las frutas, despepitarlas y licuarlas.
2. Servir en vasos helados con trocitos de sandía.

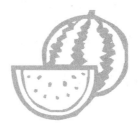

Piña en dulce

1 rodaja gruesa
de piña
3 albaricoques

1. Pelar los albaricoques y deshuesarlos. Retirar la corteza y la parte central de la piña, y cortarla en trozos. Licuar ambas frutas.
2. Servir en copas heladas.

Piña oleosa

1 piña
5 cm de rizoma
  de jengibre
1 cucharada de
  aceite de linaza

1. Pelar la piña y el jengibre, licuarlos, añadir el aceite de linaza y mezclar bien.
2. Presentar en copas con un fondo de daditos de piña.

 La bromelina de la piña puede ayudar a reducir la inflamación, al igual que el jengibre y los ácidos grasos esenciales del aceite de linaza.

Campos de piña

2 rodajas de piña
6 ramitas de alfalfa
4 guayabas

1. Lavar la alfalfa. Pelar y partir la piña y la guayaba en trozos.
2. Agregar las ramitas de alfalfa. Licuar todo perfectamente.
3. Servir en vasos tubo decorados con una ramita de alfalfa.

Piña verde

1/2 piña
3 tallos de apio
1 puñado grande
  de berros

1. Pelar la piña, lavar el apio y los berros.
2. Licuar los ingredientes.
3. Presentar en vasos altos con un tronchito tierno de apio.

Ayuda digestiva

1/2 piña
1 trozo grueso de
col blanca
3 cm de rizoma de
jengibre
unas hojas
de menta fresca

1. Pelar la piña y el jengibre, lavar la col, licuar estos ingredientes junto con la menta, reservando una o dos hojas para decorar.
2. Servir en vasos grandes con unas hojitas de menta.

La piña contiene bromelina (una sustancia natural que facilita la digestión), la col protege el estómago y el jengibre calma el tracto digestivo. En resumen: un buen tónico para la digestión.

Caldo frío de piña

2 rodajas gruesas
de piña
2 tallos de apio
2 ramitos de perejil

1. Lavar el apio y el perejil, y licuarlos junto con la piña.
2. Servir en cuencos. Adornar con unas hojitas de perejil.

Piña y bayas

1 piña
1 puñado de
arándanos rojos
1 puñado de fresas

1. Pelar la piña. Lavar los arándanos y las fresas.
2. Licuar los ingredientes.
3. Presentar en copas de cóctel con arándanos en el borde.

Pura papaya

2 papayas
1 lima
120 ml de zumo de
   manzana

1. Pelar y licuar las papayas.
2. Exprimir la lima y mezclar los tres zumos.
3. Servir en vasos altos con pajitas de colores.

Sorpresa de sabor

1/2 piña
10 fresas
azúcar al gusto

1. Pelar la piña y lavar las fresas.
2. Licuar las dos frutas y añadir el azúcar a nuestro gusto.
3. Servir el zumo adornado con un pinchito de dados de fruta.

Refresco de tarde

1/2 piña
1 melocotón
2 rodajas de melón
10 fresas
250 ml de agua
   muy fría
4 cucharadas de
   azúcar

1. Lavar las fresas y licuarlas.
2. Pelar el melocotón y quitar la corteza del melón y licuar, mezclar todos los zumos junto con el agua. Incorporar el azúcar.
3. Presentar en pequeños cuencos de cristal sobre una ensaladita de frutas.

Anís negro

1/2 piña
1 puñado grande de
grosellas negras
1/2 bulbo de hinojo

1. Pelar la piña. Lavar las grosellas y el hinojo. Licuar.
2. Presentar en copas de jerez con el borde espolvoreado de azúcar glas.

Piña mágica

1/2 piña
2 guayabas
1 rodaja gruesa de
melón

1. Pelar las frutas y licuarlas.
2. Servir frío en vasos collins previamente enfriados en la heladera o nevera.

 La exquisita combinación de tres frutas melosas crea un sabor cremoso y casi mágico, muy rico en nutrientes que benefician al sistema inmunitario.

Piña cítrica

1/2 piña
3 naranjas
1 lima
cubitos de hielo

1. Pelar y licuar la piña.
2. Exprimir las naranjas y la lima.
3. Mezclar los tres zumos.
4. Servir frío en vasos altos con unos cubitos de hielo.

 Se trata de una asombrosa bomba de vitamina C, tres sabores ácidos que nos servirán para despertar el paladar en un estallido de sabor.

Piña al jengibre

1/2 piña
2 naranjas
3 cm de rizoma de
   jengibre

1. Quitar la piel de la piña y pelar el jengibre, licuar ambos ingredientes.
2. Exprimir las naranjas y mezclar ambos zumos.
3. Presentar muy frío en copas de cóctel.

Playa tropical

1/2 piña
1 mango
1 limón

1. Pelar y licuar la piña y el mango.
2. Exprimir el limón. Mezclar los zumos.
3. Puede presentarse en copas flauta con pedacitos de fruta en el fondo.

Diversión verde

1/2 piña
1/4 melón
1 kiwi
azúcar al gusto

1. Pelar y trocear las frutas.
2. Licuar los ingredientes uno a uno y mezclar los zumos. Endulzar al gusto.
3. Presentar en copitas de vermú decoradas con pinchos de kiwi.

Acuerdo matinal

2 rodajas de piña
150 ml de zumo
de uva
1 cucharada de miel
1 banana

1. Pelar la piña y la banana, quitar la piel y las semillas de la uva. Licuar las frutas, añadir la miel.
2. Servir frío en copas de agua con pinchitos de piña y uva.

Volcán

1/2 piña
1 naranja
1 banana

1. Pelar la piña y la banana y licuar. Exprimir la naranja y mezclar los zumos.
2. Presentar frío en copas de cóctel.

Pacto de sangre

1/2 piña
1 remolacha

1. Pelar la piña y la remolacha. Licuar.
2. Servir en copitas de sherry con dados de piña.

 Se trata de un zumo en el que el poderoso sabor de la piña contrarresta el de la remolacha, que algunas personas encuentran demasiado fuerte. La remolacha tiene un alto contenido en vitaminas del grupo B.

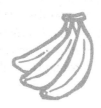

Pasión roja

150 ml de zumo
de guayaba
3 bananas
4 maracuyás

1. Pelar y licuar las bananas. Lavar y licuar los maracuyás.
2. Mezclar los tres zumos.
3. Presentar frío en vasos altos.

Piña a la miel

1 rodaja de piña
2 tallos de apio
2 pomelos
1/2 nopal
1 cucharadita de
miel

1. Lavar las verduras. Exprimir los pomelos. Licuar la piña, el apio y el nopal.
2. Agregar el zumo de pomelo y la cucharadita de miel.
3. Servir frío en vasos altos con tiritas de apio tierno.

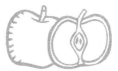

Mango ácido

2 mangos
2 naranjas
1 lima
120 ml de zumo de
manzana verde

1. Pelar y licuar el mango. Exprimir las naranjas y la lima.
2. Mezclar los cuatro zumos.
3. Servir frío en copitas de licor espolvoreadas con ralladura de naranja.

Piña rosa

1/2 piña
1 puñado de frambuesas
1 puñado de fresas

1. Pelar la piña. Lavar las frambuesas y las fresas. Licuar y mezclar.
2. Presentar frío en vasos altos decorados con dos frambuesas.

Tenebroso

1/2 piña
1 puñado de grosellas negras
1 puñado de zarzamoras

1. Pelar la piña. Lavar las grosellas y las zarzamoras. Licuar y mezclar.
2. Servir en copas bajas de champaña con un pinchito de piña.

Toque anisado

1/2 piña
2 manzanas
1/2 bulbo de hinojo

1. Pelar y lavar los ingredientes. Licuar y mezclar.
2. Servir frío en vasos altos con pinchitos de manzana.

Por su escaso valor calórico, el hinojo es ideal en las dietas de adelgazamiento.

Dúo perfecto

1 piña
3 kiwis

1. Pelar y licuar la piña y los kiwis.
2. Presentar en copas de cóctel muy frío.

Atardecer suave

1/2 piña
1 rodaja gruesa
de sandía

1. Pelar la piña y la sandía desechando las semillas. Licuar.
2. Servir en vasos altos con daditos de sandía.

Pastel de chirimoya

120 g de melón
120 g de chirimoya
1 naranja grande

1. Trocear el melón y extraer la pulpa de la chirimoya, hay que desechar las semillas. Pelar y desgajar la naranja, y licuarla junto con el melón. Batir el líquido obtenido con la chirimoya.

Pera helada

2 peras
1 pepino
1 chayote pequeño

1. Lavar y pelar la pera, el pepino y el chayote, partir en trozos grandes y licuarlos. Podemos agregar unos cubitos de hielo antes de tomarlo.

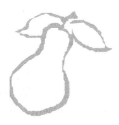

Sorbete de lichi

800 g de lichis
(frescos)
200 g de azúcar
1/2 litro de zumo
de piña
1 hoja de gelatina
250 ml de zumo de
lima o limón

1. Pelar los lichis y cortarlos en dos. Separar el hueso.
2. Poner la gelatina en agua tibia durante 10 minutos y escurrirla a continuación.
3. Calentar parte del zumo de lima (o limón) y disolver el azúcar y la gelatina.
4. Hacer un puré con los lichis y añadir el zumo de piña y el resto del zumo de lima o limón.
5. Verter la mezcla en unas copas y poner a enfriar en la nevera.
6. Adornar con una hoja de menta y unos pétalos de rosa.

Bebida de chirimoya y naranja

1 chirimoya
1 naranja

1. Pelar la chirimoya, quitar las pepitas.
2. Exprimir la naranja.
3. Batir la chirimoya con el zumo de la naranja.
4. Servir en copa con un gajo de naranja.

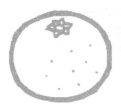

Zumo de higos chumbos

400 g de higos chumbos
60 g de azúcar
1/2 vaso de agua
1 clara de huevo
1/2 limón

1. Pelar los higos. Pasar por el chino para quitarle bien las pipas.
2. Hacer un almíbar con el agua y al azúcar a fuego lento y añadir el zumo de limón.
3. Coger la pulpa y diluirla en el almíbar.
4. Poner a enfriar en el frigorífico.
5. Al servir batir la clara de huevo a punto de nieve y mezclar con el zumo.

Zumo de mango, papaya y tomate

1 mango
1 papaya
1 tomate
azúcar al gusto
cubitos de hielo

1. Trocear el mango y quitar el hueso.
2. Pelar y trocear el tomate.
3. Pelar la papaya desechando las semillas.
4. Licuar los ingredientes.
5. Servir en vaso y aadir azúcar y hielo.

Crema de caqui

3 caquis grandes, bien maduros
1 limón
Azúcar al gusto

1. Lavar y pelar los caquis.
2. Aplastar en un bol hasta hacer una crema.
3. Mezclar con el azúcar y con el zumo del limón.
4. Servir muy frío.

Copa de caqui

2 caquis
1/2 banana
1/2 melocotón
1/2 limón
La ralladura de medio limón
Azúcar al gusto

1. Pelar los caquis, quitar las semillas, trocear y poner en el vaso de la batidora.
2. Pelar la banana, cortar en trozos y poner en la batidora.
3. Pelar el melocotón y poner en la batidora.
4. Agregar el azúcar, el zumo del limón y la ralladura del limón.
5. Batir todo hasta obtener una crema suave y homogénea.

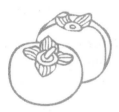

Caqui con miel

1 caqui
1 naranja
La ralladura de la piel de la naranja
1 cucharadita de miel

1. Pelar el caqui, quitar las semillas, trocear y poner en el vaso de la batidora.
2. Añadir el zumo de naranja, la piel de naranja y la miel.
3. Batir y servir muy frío.

Zumos con base de manzana

800 g de manzanas

1. Lavar las manzanas recién sacadas de la nevera para obtener un zumo fresco. descorazonar y cortar en cuartos. Licuar.
2. Servir en un vaso alto y consumir inmediatamente.

 Conviene saber que la piel de la manzana tiene un alto contenido en elementos antioxidantes, imprescindibles para prevenir el envejecimiento de los tejidos.

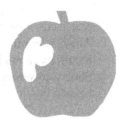

Manzana reparadora

2 manzanas
6 hojas de col de Saboya
1/2 cebolla
nuez moscada recién rallada

1. Trocear las manzanas, lavar las hojas de col, pelar la cebolla y partirla por la mitad.
2. Licuar la cebolla, seguida de la col y de las manzanas.
3. Combinar los zumos en un vaso y espolvorear con un poco de nuez moscada.

Aperitivo oloroso

2 manzanas
2 tallos de apio
1/2 cebolla
1 diente de ajo
1 tallo de brécol

1. Quitar la parte de la raíz del apio, trocear la cebolla y hacer lo mismo con la manzana y el brécol. Licuar y mezclar.
2. Servir en un vaso adornado con una flor de brécol crudo.

 Recomendable para los problemas respiratorios. Es un combinado explosivo, rico en antioxidantes y nutrientes. Un potente antibacteriano.

Ensalada de popurrí

2 manzanas
2 hojas de berza rizada
1 tallo de apio
1/2 pepino
1 remolacha

1. Pelar, limpiar y trocear todos los ingredientes, licuarlos y mezclarlos.
2. Servir templado en cuencos adornados con daditos de pepino.

Manzana salada

3 manzanas
2 tallos de apio
sal y pimienta
al gusto

1. Pelar las manzanas, retirar las semillas, limpiar el apio, licuar y salar.
2. Servir frío en copas de cóctel levemente espolvoreadas de pimienta.

 El sabor salado del apio realza el dulzor de la manzana, es un zumo muy refrescante, apropiado para problemas digestivos y de piel.

Manzana frondosa

2 manzanas
180 g de uva blanca
30 g de berros
1 puñado de
cilantro fresco
1/2 lima (el zumo)

1. Trocear las manzanas y licuarlas. Lavar las uvas, quitar los rabitos y licuarlas.
2. Pelar la lima y licuar la mitad, reservando una rodaja para decorar. Lavar los berros y el cilantro y licuarlos.
3. Combinar todos los líquidos fríos en un vaso adornado con cilantro.

 Recomendable para la comida. Esta bebida picante, aromática y ligera nos aportará una buena dosis de energía para continuar el día.

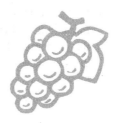

Manzana picante

3 manzanas
1/4 de cucharadita
de canela
3 cm de jengibre

1. Trocear las manzanas y licuarlas, seguidas del jengibre. Mezclar.
2. Servir frío en copa y adornar con la canela.

Clorofila de manzana

3 manzanas
1/2 col blanca
1/2 hinojo
1 ramita de menta

1. Pelar, lavar y licuar los ingredientes. Mezclar.
2. Servir frío en copas de agua adornadas con hojitas de menta.

Manzana refrescante

3 manzanas
2 chirivías
1 pizca de nuez
moscada rallada

1. Pelar las manzanas quitándoles las semillas. Pelar y trocear la chirivía. Licuar.
2. Servir añadiéndole la nuez moscada.

Manzana nutritiva

3 manzanas
2 zanahorias
1 cm de jengibre
1 cucharadita de
espirulina

1. Licuar y mezclar los zumos de todos los ingredientes. Añadir la cucharadita de espirulina y mezclar bien.
2. Servir en cuencos adornados con tronchitos de zanahoria.

Profundidad oceánica

4 manzanas
1 cucharadita de espirulina

1. Licuar las manzanas, añadir la espirulina en el zumo y mezclar.
2. Presentar muy frío en copas de licor.

 La combinación del zumo de manzana, de un color verde pálido, y la espirulina en polvo, de color verde oscuro, evoca la profundidad oceánica. Una mixtura muy energética.

Rubor de manzana

3 manzanas
8 fresas
1 nectarina

1. Pelar las manzanas y las nectarinas, quitándoles el hueso y el corazón, limpiar las fresas y licuar todas las frutas juntas.
2. Servir en copas de agua con pinchitos de fresas.

Manzana tropical

3 manzanas
1/2 piña
1/2 lima
1/2 maracuyá

1. Pelar las manzanas quitándoles las semillas, pelar la piña y la lima, lavar el maracuyá.
2. Licuar todas las frutas y mezclar bien.
3. Servir frío en vasos altos con el borde caramelizado.

Fiesta de manzana

3 manzanas
peladas y
cortadas
2 puñados de
grosellas negras

1. Licuar juntas ambas frutas y mezclar bien.
2. Presentar frío en copas de champaña con unas grosellas en el fondo.

Manzana a la menta

3 manzanas
3 cm de rizoma de
jengibre
1 ramita de menta
fresca
1/2 pepino largo

1. Pelar, trocear y licuar todos los ingredientes.
2. Presentar frío en copas de cóctel con hojitas de menta.

 Existen pocos zumos tan refrescantes como éste. El sabor dulce de la manzana queda realzado por el frescor del pepino y los aromas del jengibre y la menta.

Manzana relajante

2 manzanas
120 g de uvas
blancas
60 g de remolacha
1 cm de jengibre
fresco

1. Trocear y licuar los ingredientes por separado y mezclar. Guardar en la heladera o nevera
2. Presentar muy frío en vasos altos con pinchitos de uvas.

Manzana verde

1 manzana
1 pera
4 hojas de lechuga

1. Pelar, trocear y licuar todos los ingredientes.
2. Servir en cuencos de postre y tomar antes de acostarse.

La lechuga es un poderoso relajante recomendado contra el insomnio.

Caroteno de manzana

3 manzanas
2 zanahorias
1 cm de rizoma de jengibre

1. Pelar, trocear y licuar todos los ingredientes por separado. Mezclar.
2. Presentar en vasos altos con bastoncitos de zanahoria.

 Las propiedades de este zumo son la energía y su poder desintoxicante. Facilita la digestión y embellece la piel.

Destello de manzana

1 manzana
1/2 melón
120 g de uvas negras
1/2 limón

1. Pelar, trocear y licuar los ingredientes por separado, exprimir el limón y mezclar.
2. Servir en copas de cóctel con uvas peladas en el fondo.

 Recomendable para la cena. Una bebida suave, restauradora, muy buena para la piel.

Pomanana

2 manzanas
1/2 piña
hojas de menta
fresca (adorno)

1. Pelar, trocear y licuar los ingredientes por separado y mezclar.
2. Servir muy frío en copas de champaña con hojitas de menta.

 Conviene tomar los zumos con manzana inmediatamente para evitar la oxidación.

Manzana y uva

3 manzanas
1 racimo de uvas
negras
1 nectarina

1. Pelar, trocear y licuar los ingredientes por separado y mezclar.
2. Servir frío en copas de agua con uvas pinchadas en un palillo.

 Las propiedades dietéticas de la manzana se deben a elementos fitoquímicos como los flavonoides y la quercitina, de propiedades antioxidantes.

Manzana y remolacha

3 manzanas
1/2 remolacha
hojitas de menta
(adorno)

1. Pelar, trocear y licuar los ingredientes por separado y mezclar.
2. Presentar muy frío inmediatamente en vasos altos adornados con hojitas de menta.

Mosto de manzana

180 g de manzana
120 g de uva

1. Licuar y mezclar los ingredientes.
2. Servir frío en copas de vino con uvas pinchadas en un palillo.

 Nutritiva y desintoxicante, la uva es rica en glúcidos de rápida absorción, vitaminas, minerales y diferentes sustancias antioxidantes.

Manzana y zanahoria

3 manzanas
4 zanahorias

1. Licuar y mezclar los ingredientes.
2. Servir enseguida en copas con daditos de manzana.

 Deliciosa combinación, constituye una forma interesante de introducir las zanahorias en su repertorio de zumos. Es muy energético y desintoxicante.

Manzana mora

2 manzanas
2 puñados de zarzamoras

1. Licuar y mezclar los ingredientes.
2. Servir enseguida en copas con dos o tres zarzamoras de adorno.

Spitzer de manzana

2 manzanas
60 ml de agua
con gas

1. Licuar la manzana en trocitos y mezclar con el agua.
2. Servir enseguida en copas de cóctel con daditos de manzana.

 Recomendable para la digestión. Las manzanas son una cura excelente para los estómagos irritados a causa de un exceso de comida grasa o picante. Es aconsejable en casos de colitis, pero diluida con agua.

Manzana rosa

3 manzanas
2 puñados de
frambuesas

1. Pelar las manzanas, quitándoles las semillas, lavar las frambuesas y licuar juntas ambas frutas.

La frambuesa es de bajo valor calórico y muy rica en fibra. Aporta cantidades significativas de potasio, y en cuanto a su contenido de vitaminas, destacan la B3, la vitamina C y el ácido fólico.

Tónico de manzana

1 manzana
1 pomelo

1. Licuar y mezclar los ingredientes.
2. Servir enseguida en vasos altos con bastoncitos de manzana de adorno.

 Los zumos de cítricos, en especial de pomelo y naranja, son fuentes de flavonoides, ácido fólico y vitamina C, y varios estudios señalan su papel en la salud cardiovascular.

Zumos con base de cítricos

Frambuesas acidonas

1 limón
2 naranjas
1 puñado de
  frambuesas

1. Licuar las frambuesas, exprimir el limón y las naranjas y mezclar los zumos.
2. Servir frío en vasos altos con un fondo de frambuesas.

Ácido frenesí

1/2 limón
3 cm de jengibre
2 peras

1. Pelar y licuar el jengibre y las peras. Exprimir el limón. Mezclar los zumos.
2. Presentar frío en copas de cóctel con daditos de pera.

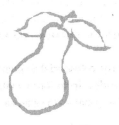

Alivio muscular

1 limón
1 naranja
1 pera
1 manzana

1. Licuar la pera y la manzana, exprimir medio limón y la naranja. Mezclar los zumos.
2. Servir en copas de agua y decorar con el medio limón sobrante.

Un buen vaso de pomelo o naranja cada mañana nos ayudará a defendernos contra los catarros tan típicos del invierno y evitará que nuestras heridas se infecten.

Huerto de limón

1 limón
1 manojo de perejil
5 tomates
2 tallos de apio

1. Licuar los tomates, el perejil y el apio. Exprimir el limón y mezclar.
2. Servir frío en vasos altos decorados con hojitas de perejil.

Limón picante

2 limones
6 rábanos picantes
400 ml de agua caliente

1. Exprimir los limones, mezclar con el agua caliente y los rábanos rallados.
2. Servir caliente en cuencos de entrante.

La ingesta diaria de naranjas mantiene activas las defensas del organismo contra catarros, anginas y gripes. Su contenido antioxidante colabora en la inhibición de ciertos tipos de cáncer, como el de pulmón.

Majada de naranja

1 naranja
2 dientes de ajo
1 cebolla
1 ramillete de perejil

1. Licuar los ajos, la cebolla y el perejil, exprimir la naranja y mezclar.
2. Servir en copas de agua y decorar con un ramito de perejil.

Naranjada anisada

3 naranjas
2 tallos de apio
1/4 de bulbo de hinojo

1. Lavar y licuar las hortalizas, exprimir las naranjas y mezclar los zumos.
2. Presentar en vasos altos y decorar con tronchitos de apio tierno.

Al atardecer

2 naranjas
1 manzana
3 zanahorias
1 tallo de apio
3 cm de rizoma de jengibre

1. Pelar, lavar y trocear la manzana, las zanahorias, el jengibre y el apio. Exprimir las naranjas y mezclar los zumos.
2. Servir frío en vasos altos y decorar con tronchitos de apio tierno y zanahoria, y daditos de manzana en el fondo del vaso.

Divina naranja

2 naranjas
1 puñado de arándanos negros
1 pomelo rosa

1. Lavar y licuar los arándanos. Exprimir las naranjas y el pomelo. Mezclar.
2. Servir en copas de vermú con arándanos de adorno.

Naranja sucia

3 naranjas
1 puñado de berros
1 hoja de berza
1/2 pimiento rojo
o amarillo

1. Lavar las hortalizas y licuarlas. Exprimir las naranjas. Mezclar y servir.

 El sabor fuerte de las naranjas domina sobre los toques sutiles de las hortalizas. No se alarme por su color sucio.

Naranja relajante

2 naranjas
5 a 7 hojas de
espinacas

1. Lavar y licuar las hojas de espinacas. Exprimir las naranjas y mezclar.
2. Adornar con una rodaja de naranja.

Naranja y frambuesa

2 naranjas
1 puñado de
frambuesas

1. Exprimir las naranjas. Lavar las frambuesas y combinar en un vaso helado.

Rubor anaranjado

3 naranjas
1 puñado de
frambuesas
1 manzana

1. Licuar la manzana y las frambuesas. Exprimir las naranjas y mezclar.
2. Servir frío en copas de boca ancha con unas frambuesas de adorno.

Bomba vitaminada

3 naranjas en gajos
1 guayaba troceada
1 puñado de fresas

1. Licuar la guayaba y las fresas. Exprimir las naranjas y mezclar.
2. Presentar frío en copas de cóctel con pinchitos de guayaba.

 Son tres de las frutas más ricas en vitamina C. No sólo es un zumo delicioso, sino también un protector del sistema inmunitario.

Naranja y grosella

2 naranjas
1 puñado de
grosellas

1. Licuar las frutas y combinar los zumos en un vaso helado.

Naranja anisada

3 naranjas
1/4 de bulbo de
hinojo troceado
1 puñado de
zarzamoras

1. Licuar el hinojo con las moras. Exprimir las naranjas y mezclar ambos zumos.
2. Servir en copas de sherry heladas con zarzamoras de adorno.

Naranja con jengibre

2 naranjas
1 cm de rizoma
de jengibre

1. Pelar y licuar el jengibre. Exprimir las naranjas. Mezclar y servir frío.

Naranja maorí

2 naranjas
1/4 de melón
  amarillo
1/4 de piña 1 kiwi

1. Exprimir las naranjas. Pelar el kiwi y separar la piña de su corteza.
2. Quitar las semillas del melón y separar la pulpa de la corteza. Licuar cada fruta y mezclar los zumos.
3. Servir frío en vasos altos y adornar con una rodaja de kiwi.

 El kiwi es una fruta que ayuda a aliviar el estrés. La vitamina C y el magnesio proporcionan una agradable relajación muscular.

Claro de naranja

1 naranja grande
2 manzanas
1/2 limón
unas hojas de
  lechuga

1. Exprimir la naranja y el limón, licuar las manzanas peladas y las hojas de lechuga. Mezclar los zumos.
2. Servir frío en copas altas adornadas con ralladura de piel de naranja.

Naranja a la menta

3 naranjas
  medianas
1 lima
1 ramita de menta

1. Exprimir las naranjas y la lima, mezclar en un vaso.
2. Picar finamente las hojas de menta y espolvorearlas encima de la bebida.

Ráfaga cerebral

1 naranja
1 pera (troceada)
1 pomelo
1 manzana
(troceada)

1. Exprimir la naranja y el pomelo, licuar la pera y la manzana. Mezclar.
2. Presentar frío en vasos altos con pinchitos de frutas.

Buenos días

2 naranjas
1 melocotón
troceado

1. Exprimir las naranjas, licuar el melocotón y mezclar.
2. Presentar en un vaso con daditos de melocotón.

Naranja y melón

2 naranjas
2 rodajas gruesas
de melón peladas

1. Licuar el melón, exprimir la naranja y mezclar.
2. Servir muy frío en copas de champaña.

Naranja de tarde

2 naranjas
1/2 melón limpio y
troceado
1 nectarina troceada

1. Licuar el melón y la nectarina, exprimir las naranjas y mezclar.
2. Se toma muy frío en copas de cóctel.

Todo cítricos

2 naranjas
1 pomelo

1. Exprimir las naranjas y el pomelo. Combinar los zumos en un vaso.

 Esta intensa mezcla de cítricos ayuda muy eficazmente a prevenir la arterio esclerosis. Se aconseja tomar este zumo antes del desayuno.

Naranja y sandía

3 naranjas
1 rodaja gruesa de
  sandía troceada

1. Licuar la sandía, exprimir las naranjas y mezclar.
2. Servir muy frío en vasos altos en el desayuno o la merienda.

Purasangre

6 naranjas
  sanguinas

1. Exprimir las naranjas sanguinas y servirlas en copitas pequeñas.

 Las naranjas sanguinas de carne roja y sabor dulce son una variedad invernal. Es preferible no adulterarlas mezclándolas con otras frutas.

Antivampírico

2 pomelos
1 limón
3 cm de rizoma
de jengibre
1 diente de ajo
pelado

1. Licuar el ajo y el jengibre, exprimir los cítricos y mezclar los zumos.
2. Servir en tazas antes de las comidas principales.

Tubérculos y pomelo

2 pomelos
1/2 boniato
troceado
1 chirivía troceada
1 tallo de apio

1. Licuar las hortalizas, exprimir los pomelos y mezclar.
2. Presentar templado en cuencos con tronchitos de apio tierno.

Ensalada de pomelo

1 pomelo
1 manzana
2 zanahorias
1 tallo de apio
1 cm de rizoma de
jengibre

1. Licuar la manzana despepitada, las zanahorias, el apio y el jengibre. Exprimir el pomelo y mezclar ambos zumos.
2. Servir la mezcla de los zumos muy fría en vasos altos adornándolos con bastoncitos de apio y zanahoria.

Se trata de un zumo básico con un toque de jengibre que resulta especialmente apropiado para aliviar los resfriados y los estados gripales.

Pomelo refrescante

2 pomelos
1/2 pepino largo
troceado
2 tallos de apio
troceados
1 ramita de menta
fresca

1. Licuar el pepino, el apio y unas hojas de menta, exprimir el pomelo y mezclar los zumos.
2. Servir muy frío en copas de boca ancha adornadas con hojitas de menta.

Pomelo colorao

2 pomelos
2 tallos de apio
troceados
1/2 remolacha
troceada

1. Licuar la remolacha y el apio, exprimir los pomelos y mezclar.
2. Servir en vasos pequeños como aperitivo.

Pomelo y arándanos

2 pomelos
1 puñado grande de
arándanos negros

1. Licuar los arándanos, exprimir los pomelos, mezclar y servir en copas.

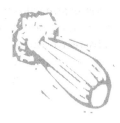

Pomelo verde

2 pomelos
1 manojo de berros
1 ramillete
de perejil

1. Licuar los berros y el perejil, exprimir los pomelos y mezclar.
2. Servir entre horas en vasos pequeños.

 Podrá percibir rápidamente las bondades depurativas de este zumo, en el que el sabor fuerte del pomelo se ve equilibrado por los berros y el perejil.

Pomelo y col roja

2 pomelos
1/2 col roja

1. Licuar la col roja, exprimir los pomelos y mezclar ambos zumos.
2. Tomar en ayunas o antes de las comidas principales.

El sabor fuerte de la col roja proporciona a este zumo un sabor característico a pimienta, así como un color vibrante

Bayas aciduladas

2 pomelos
1 puñado de
frambuesas
1 puñado de fresas

1. Lavar y licuar las frambuesas y las fresas, exprimir los pomelos y mezclar.
2. Servir en vasos altos con pinchitos de fresas troceadas.

Seda de pomelo

1 pomelo
1 manzana
troceada
1 puñado de
grosellas lavadas

1. Exprimir el pomelo, licuar las grosellas y la manzana. Mezclar los dos zumos.
2. Presentar en un vaso alto y coronar con una ramita de grosellas sobre el borde del vaso.

Guayabera

2 pomelos
1 guayaba troceada
1 kiwi troceado

1. Licuar la guayaba y el kiwi, exprimir los pomelos y mezclar los zumos.
2. Presentar en copas de champaña muy frío.

 El consumo de guayaba es muy adecuado para los niños, los jóvenes, los adultos, los deportistas, las mujeres embarazadas o madres lactantes y las personas de edad avanzada. Por su aporte de vitamina C y provitamina A, se recomienda su consumo a toda la población, y especialmente, a quienes tienen un mayor riesgo de sufrir carencias de dichas vitaminas.

Vigor de pomelo

2 pomelos
3 zanahorias
troceadas
1 cm de rizoma de
jengibre

1. Licuar las zanahorias y el jengibre, exprimir el pomelo y mezclar los dos zumos resultantes.
2. Servir en vasos helados preferentemente en ayunas.

El más ácido

2 pomelos
1 lima
1 limón

1. Exprimir los pomelos, la lima y el limón. Mezclar los zumos y servir.

Cóctel de cítricos

1 pomelo rosa
2 naranjas
1/2 limón

1. Pelar toda la fruta y partirla en trozos.
2. Licuar cada ingrediente y mezclar los zumos.
3. Decorar las copas con una rodaja de limón.

 Recomendable para el desayuno. Este zumo es tan vigorizante que disparará nuestro entusiasmo y energía para todo el día. Es además muy recomendable en estados de decaimiento o fatiga.

Defensas a punto

2 pomelos
1 rodaja gruesa de
  melón troceada
1 melocotón
  troceado

1. Quitar la corteza y las semillas del melón. Pelar el melocotón quitándole el hueso. Licuarlos. Exprimir los pomelos y mezclar ambos zumos.
2. Servir en copas de champacha con bolitas de melón.

El melón está especialmente indicado en dietas de control de peso y dietas con control específico de los hidratos de carbono, como la diabetes.

Sueño de mandarina

4 mandarinas
1 puñado de fresas
lavadas

1. Exprimir las mandarinas, licuar las fresas y mezclar.
2. Servir helado en copas altas. El delicado color de este zumo puede adornarse con el contraste de unos trocitos de fresa.

Recomendable para la salud de la mujer. La fresa es una fruta considerada popularmente como un magnífico remedio, muy saludable y cargado de vitamina C. Linnaeus, el gran botánico sueco, recomendaba su consumo como tratamiento paliativo para la artritis, el reuma y la gota. Las fresas contienen xilitol, un edulcorante que se usa habitualmente como sustituto de la sacarosa.

Naranja mineral

3 naranjas
1/4 de col roja
lavada y troceada
1 cm de rizoma de
jengibre

1. Licuar la col y el jengibre, exprimir las naranjas y mezclar los zumos.
2. Presentar a temperatura ambiente en copitas pequeñas.

Pomelo y mandarina

2 pomelos
2 mandarinas

1. Exprimir los pomelos y las mandarinas. Mezclar los zumos y servir en vasos.

Concentrado de salud

3 pomelos
1 cucharadita
de espirulina

1. Exprimir los pomelos y añadir la espirulina, mezclar y servir en vasitos.

La espirulina es muy recomendable por su contenido en proteínas, aminoácidos, vitaminas, ácidos grasos esenciales y sales minerales.

Sólo pomelo

3 pomelos

1. Exprimir los pomelos y servir muy frío en vasos altos.

Naranja y granada

2 naranjas
1 granada hermosa
azúcar

1. Exprimir las naranjas, licuar la granada y combinar los zumos.
2. Ajustar el punto de azúcar.
3. Servir en copas de vermú con granitos de granada en el fondo.

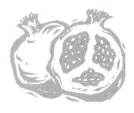

Circulación a punto

3 naranjas
2 ajos
1/2 piña

1. Pelar y licuar los ajos y la piña, seguidamente exprimir las naranjas y mezclar.
2. Servir en vasitos pequeños y tomar tres veces al día.

Zumo vitaminado

1 lima
2 naranjas
2 bergamotas
1 cucharadita de
miel de cebada

1. Exprimir los cítricos.
2. Mezclar los zumos y añadir la cucharadita de miel de cebada.
3. Servir en un vaso con una pizca de canela en polvo.

 Abundante en vitamina C, este zumo es especial para aumentar las defensas.

Zumos refrescantes de verano

Ponche rosado

3 tallos de apio
2 manzanas
1 puñado de arándanos rojos
3 ramitas de menta fresca
1 cm de rizoma de jengibre

1. Pelar, lavar y licuar todos los ingredientes.

Fresco y crujiente

4 tallos de apio
1 manzana
5 ramitas de menta fresca
1 lima

1. Pelar, lavar y licuar todos los ingredientes.

Tricolor crujiente

3 tallos de apio
3 tomates
1 ramita pequeña de perejil
1 puñado de berros
1/2 limón

1. Pelar, lavar y licuar todos los ingredientes.

Gazpacho de melón

3 tallos frescos de apio
1/2 melón limpio y
  troceado
1 lima

1. Licuar el apio y el melón, exprimir la lima y mezclar los dos zumos.
2. Servir muy frío en cuencos como plato de entrante.

 El zumo de melón es dulce y cremoso. Este zumo queda realzado por los toques más fuertes del apio y la lima.

Apio y limón

120 g de apio
1 limón (el zumo)
1 cucharadita de
  azúcar
6 cubitos de hielo
500 ml de agua

1. Licuar el apio, mezclar los zumos con agua y azúcar. Añadir el resto del agua.
2. Servir muy frío en vasos altos con cubitos de hielo.

Granizado de bayas

2 puñados de
  arándanos rojos
120 ml de zumo
  de naranja
180 g de sorbete
  de frambuesa
hielo picado para servir
frambuesas y
  arándanos rojos
  (adorno)

1. Batir el zumo de naranja, los arándanos y el sorbete de frambuesa.
2. Servir en un vaso con hielo picado y adornar.

Ramillete de arce

180 g de helado con sabor
a sirope de arce
2 puñados grandes
de arándanos
2 cucharadas de sirope
de arce
cubitos de hielo
(para servir)
arándanos (adorno)

1. Batir los ingredientes hasta lograr una textura suave.
2. Servir en vasos altos con cubitos de hielo y arándanos.

Enredo de cereza

2 puñados grandes de
cerezas deshuesadas
2 tallos de apio
1/2 pepino largo

1. Licuar las cerezas, el apio y el pepino y mezclar los zumos.
2. Servir en copas y adornar con unas cerezas ensartadas en un palillo.

Refresco de cereza

2 puñados grandes de
cerezas deshuesadas
2 puñados grandes de
fresas lavadas
1/2 limón
azúcar
agua

1. Licuar ambas frutas. Añadir dos vasos de agua fría y el zumo del limón.
2. Servir en vasos helados y remover bien la mezcla con una cucharilla.

Delicia de cerezas

1 puñado grande de
cerezas deshuesadas
1 manzana troceada
1 pera troceada
1 ramita de menta
(adorno)

1. Licuar las frutas y mezclar los zumos.
2. Servir muy frío en copas adornadas con hojas de menta.

 La cereza es muy atractiva para los más pequeños, por que puede utilizarse para educar los hábitos alimenticios de los niños.

Cereza y piña

2 puñados grandes
de cerezas
1 piña
4-6 cubitos de hielo

1. Lavar las cerezas quitándoles el hueso.
2. Quitar la corteza a la piña. Licuar ambas frutas.
3. Servir en copas altas con el hielo.

 La combinación de ambas frutas produce una increíble sensación de textura y un intenso sabor gracias al dulzor de las cerezas y al sabor ácido de la piña.

Frambuesa y piña

2 puñados grandes
de frambuesas
1/2 piña

1. Lavar las frambuesas y licuarlas. Separar la pulpa y la piel y licuar la piña.
2. Mezclar los zumos en un vaso alto y sobre hielo triturado para lograr un efecto refrescante.

Granizado de fresa

2 puñados de fresas
una cucharadita de
   jarabe de saúco
150 g de sorbete
   de lima
hielo picado para
   servir

1. Poner primero el jarabe de saúco en la batidora, luego añadir el resto de los ingredientes y batir hasta lograr una textura suave.
2. Servir en un vaso alto con hielo picado y un pinchito de fresas.

Granizado de kiwi

3 kiwis
180 g de sorbete
   de limón

1. Batir todos los ingredientes hasta obtener una textura suave.
2. Servir inmediatamente en copas de cóctel.

Kiwi rubí

1 kiwi troceado
180 g de uvas
1/2 naranja grande
   desgajada
180 g de remolacha
   troceada

1. Lavar la remolacha y las uvas. Licuar las uvas sin piel ni pepitas con el kiwi y los gajos de naranja.
2. Servir en copas altas con hielo picado.

 Zumo muy refrescante y muy nutritivo que aporta cantidades importantes de hierro, calcio y ácido fólico.

Aperitivo de canícula

1 mango troceado
1 papaya troceada
1 tomate maduro
   azúcar

1. Triturar en la batidora todas las frutas peladas y limpias junto con el azúcar hasta que quede una mezcla homogénea.
2. Servir frío en copas de boca ancha.

Refrescante combinación para un aperitivo de verano.

Melón ácido

1 melón
2 limas
1 tallo de apio
5-6 hojas de menta
   fresca
60 ml de zumo de
   manzana

1. Pelar y licuar el melón, el apio y la menta. Exprimir las limas y mezclar.

Sorpresa de fresa

1/2 melón (la
   pulpa)
3 puñados grandes
   de fresas
1 cucharadita de
   extracto de
   vainilla
cubitos de hielo

1. Batir el melón, las fresas y el extracto de vainilla.
2. Servir frío en copas de champaña.

El fresco del barrio

1 melón (la pulpa)
1 cm de rizoma
  de jengibre
1 lima
4 a 6 cubitos
  de hielo

1. Licuar el melón y el jengibre y exprimir la lima. Mezclar los zumos.
2. Servir en copas heladas con los cubitos de hielo.

Renacimiento

1 naranja sanguina
  (el zumo)
1 lima (el zumo)
1 maracuyá
cubitos o hielo picado

1. Licuar la pulpa del maracuyá y mezclar los zumos.
2. Servir en un vaso alto con hielo picado y trocitos de maracuyá.

Una bebida de sabor intenso para recuperar las energías.

Mango y zanahoria

2 naranjas (el zumo)
1 mango (la pulpa)
1 zanahoria
hielo picado
1 rodaja de mango
  (adorno)

1. Batir el zumo de naranja, el mango y las zanahorias hasta obtener una textura suave.
2. Servir en un vaso con hielo picado y adornar con la rodaja de mango.

El mango es una fruta especialmente indicada para las personas que padecen intolerancia a los cítricos. Tiene un contenido considerable de vitamina C.

Papaya y lima

1/2 papaya (la pulpa)
2 bolas de sorbete
  de lima
un chorrito de agua

1. Licuar la papaya. Mezclar con el sorbete de lima y el agua mineral.

Frescura caribeña

250 ml de zumo de
  manzana
1/4 de sandía
  (la pulpa)
1/2 papaya
  (la pulpa) cubitos
  de hielo

1. Batir la fruta junto con los cubitos y el zumo de manzana hasta obtener una mezcla homogénea parecida al granizado.
2. Servir muy frío en copas altas con pajitas.

Dulcecito caribeño

2 papayas
2 naranjas (el zumo)
1/2 limón (el zumo)
edulcorante o azúcar
6 cubitos de hielo
200 ml de agua

1. Batir las papayas y con el zumo de los cítricos y el azúcar o edulcorante.
2. Añadir el agua y volver a batir.
3. Servir en copas de helado con hielo.

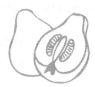

Cóctel de pepino

1 pepino
2 manzanas
4 ramitas de menta
fresca
1 cm de rizoma de
jengibre

1. Pelar y licuar el pepino, el jengibre y las manzanas, junto con la menta.

El bajo contenido calórico del pepino, debido a su alta proporción de agua y a la escasa presencia de hidratos de carbono, convierte al pepino en un alimento muy adecuado para incluir en dietas hipocalóricas. Son beneficiosos en caso de hipertensión, ácido úrico y gota, y cálculos renales. Es uno de los ingredientes de esta magnífica bebida veraniega. Puede completarla con un chorrito de ginger ale o agua mineral con gas para obtener un cóctel sin alcohol.

Pepino y limón

2 pepinos (pelados
y cortados)
1/2 limón (el zumo)
3-4 hojas de menta
2-3 cubitos de hielo

1. Licuar el pepino con las hojas de menta y los cubitos de hielo. Añadir el zumo de limón y mezclar.
2. Servir en copas de agua decoradas con unas hojas de menta.

Es una bebida placentera, refrescante y ligera para el riñón, que estimula la eliminación de toxinas.

Zumo de ensalada

1 pepino (pelado
y cortado)
3 tomates troceados
1 manojo pequeño
de perejil fresco
1/2 limón

1. Licuar el pepino, los tomates y el perejil. Exprimir el limón y mezclar.
2. Servir frío en vasos de boca ancha.

Se trata de un magnífico cóctel vegetariano que recuerda las refrescantes ensaladas de Oriente Próximo.

Frío y pálido

1 pepino
2 manzanas

1. Licuar el pepino y las manzanas. Servir frío.

Adquiere un magnífico tono verdoso gracias a la combinación refrescante de dos ingredientes muy jugosos que, además, tonifican el paladar.

Pepino cítrico

1 pepino pelado y
cortado
1 naranja
1 pomelo

1. Licuar el pepino. Exprimir la naranja y el pomelo. Mezclar los zumos.
2. Presentar en vasos altos y muy frío.

Aunque el sabor del pepino queda en cierto modo ensombrecido, su frescor hace que los zumos de naranja y pomelo se tornen refrescantes.

Pepino y sandía

1 pepino
1 rodaja gruesa
de sandía
cubitos de hielo

1. Pelar y licuar el pepino y la sandía.
2. Servir en cuencos con pinchitos bicolores y cubitos de hielo.

 Dos de los frutos que contienen más agua se mezclan en este zumo de sabor sutil. Se trata de una bebida veraniega refrescante.

Frío y cremoso

1 pepino
4 zanahorias

1. Pelar y licuar el pepino y las zanahorias.
2. Servir en cuencos con pinchitos bicolores.

Cada uno de los ingredientes realza el sabor del otro. Quedará sorprendido al observar el sabor que puede tener un pepino.

Pera fresca

3 peras
1 manojo pequeño
de menta fresca
1/2 pepino largo

1. Pelar las peras y el pepino. Licuar los tres ingredientes. Servir en copas.

 No existen demasiados zumos en los que el pepino pueda aplacar la sed, pero esta combinación de pera, pepino y menta resulta irresistible.

Pimiento y limón

400 g de pimiento rojo
1 limón
edulcorante o azúcar
6 cubitos de hielo
600 ml de agua

1. Lavar el pimiento rojo desechando los hilos y las semillas, pelar el limón, ponerlos en la batidora junto con el azúcar y un poco de agua, batir hasta mezclar, añadir el resto de agua y servir con hielo.

Piña a la canela

3 rodajas de piña
una pizca de canela en polvo
5 cubitos de hielo

1. Retirar la piel de la piña y la zona central. Licuar y espolvorear la canela por encima.
2. Triturar los cubitos de hielo y añadir al zumo antes de servir.

Piña prácticamente en estado puro, ¿qué hay más refrescante?

Placer de piña

1 pera troceada
1/4 de piña troceada
8 hojas grandes de menta
4 cubitos de hielo

1. Picar los cubitos de hielo, añadir los demás ingredientes y batir.
2. Servir en un vaso alto y adornar con hojas de menta.

Refresco de banana

2 bananas congeladas
1 maracuyá
2 bolas de sorbete de lima
un chorrito de agua mineral

1. Pelar los ingredientes y batir hasta obtener una textura agradable.

Maravilla de sandía

2 peras (la carne)
1/2 sandía (la pulpa)
1 lima (los gajos)
1 ramita fresca de romero
cubitos de hielo

1. Batir la sandía, la lima y el romero hasta que tenga una textura suave.
2. Servir en vasos altos adornados con un trozo de sandia y unas hojitas de romero. Enfriar con cubitos de hielo.

 Por la suave textura de su pulpa, la sandía está indicada para quienes tienen dificultades para masticar los alimentos.

Dulce y fresco

6 tomates troceados
1 pimiento rojo carnoso
1 tallo de apio troceado
1 manojo grande de perejil

1. Licuar los ingredientes.
2. Servir muy frío en cuencos como primer plato.

Combinación clásica

6 tomates troceados
3 zanahorias
1 lima (el zumo)
unas hojas de menta

1. Licuar los tomates, las zanahorias y la menta. Exprimir la lima y mezclar.
2. Servir en vaso largo muy frío.

Tomate carmesí

6 tomates troceados
1 remolacha troceada
1 limón (el zumo)

1. Licuar los tomates y la remolacha. Exprimir el limón. Mezclar los zumos.
2. Servir muy frío en cuencos como primer plato.

 A estas alturas ya habrá descubierto que, a diferencia de los zumos de tomate comerciales, los caseros no tienen un color rojo, sino rosa. Con esta receta obtendrá una bebida de color rojo púrpura aterciopelado gracias a la remolacha.

Brisa de mayo

200 g de uvas negras
1 naranja (los gajos)
1 pera troceada
1 rodaja de lima (adorno)
cubitos de hielo

1. Licuar juntas las uvas, la naranja y la pera.
2. Servir en una copa de champaña con cubitos de hielo y adornar con la rodaja de lima.

Zanahoria ácida

4 zanahorias
troceadas
2 tallos de apio
partidos
1 lima (el zumo)
unas hojas de menta
fresca (decoración)

1. Licuar las zanahorias, la menta y el apio. Exprimir la lima. Mezclar los zumos.
2. Servir en vasos largos. Decorar el zumo con un poco de menta.

La zanahoria es esencial para la visión, el buen estado de la piel, los tejidos y el funcionamiento de nuestro sistema de defensas. Contribuye a reducir el riesgo de enfermedades cardiovasculares, degenerativas, y el cáncer.

Ensalada de caroteno

3 zanahorias
troceadas
2 tomates en trozos
2 tallos de apio
cortados
1/2 lima (el zumo)

1. Licuar las zanahorias, los tomates y el apio. Mezclar los zumos.
2. Servir frío en cuencos como primer plato.

Se trata de una mezcla fantástica de zumos vegetales que le llevará a preguntarse por qué tiene que comprar zumos envasados.

99

Tónico de zanahoria

4 zanahorias
troceadas
2 tallos de apio
partidos
1 manojo pequeño
de perejil fresco
1/2 limón (el zumo)

1. Licuar las zanahorias con el apio y el perejil. Mezclar los zumos.
2. Servir frío en cuencos como primer plato.

 Se trata de un zumo muy refrescante, donde el sabor cremoso de la zanahoria queda realzado por el resto de los ingredientes.

Vigor de zanahoria

4 zanahorias
troceadas
1 manzana troceada
1 cm de rizoma de
jengibre
1/2 lima (el zumo)

1. Licuar las zanahorias, la manzana y el jengibre. Mezclar los zumos.
2. Servir en un vaso alto con bastoncitos de zanahoria.

 Es revigorizante y fresco en el paladar. Se trata de una magnífica combinación para las mañanas que despertará sus papilas durante todo el día.

Zanahoria y limón

2 zanahorias
troceadas
1/2 limón (el zumo)
unas hojas
de menta
cubitos de hielo
sal

1. Licuar las zanahorias. Agregar el zumo de exprimir el limón. Sazonar.
2. Servir con cubitos de hielo y decorado con unas hojitas de menta.

Levadura de zanahoria

2 zanahorias
troceadas
2 limones (el zumo)
1 remolacha roja
troceada
2 cucharaditas de
levadura de
cerveza

1. Licuar las zanahorias y la remolacha. Exprimir los limones. Batir los zumos junto con la levadura de cerveza.
2. Servir en cuecos de entrante con hielo.

Zanahoria sangrienta

3 zanahorias
troceadas
1 remolacha
troceada
2 tallos de apio
partidos
1/2 lima (el zumo)

1. Licuar las zanahorias, la remolacha y el apio. Mezclar los zumos.
2. Servir frío en cuencos como primer plato.

Zanahoria a la menta

3 zanahorias
 troceadas
1 manzana a trozos
1 tallo de apio
 partido
unas hojas de menta
 fresca

1. Licuar los ingredientes.
2. Servir frío en cuencos como primer plato.

 La zanahoria es muy recomendable para quienes tienen un mayor riesgo de sufrir carencias de vitamina A. En este grupo se incluyen quienes siguen dietas bajas en grasa y personas cuyas necesidades nutritivas son mayores.

Zanahoria fresca

3 zanahorias
 troceadas
1/2 pepino troceado
1/2 lima (el zumo)

1. Licuar las zanahorias y el pepino. Mezclar los zumos.
2. Presentar en cuencos como primer plato.

Pera y limón

400 g de peras
 troceadas
1 limón pelado
 y partido
hielo

1. Licuar todas las frutas. Añadir unos cubitos de hielo y batir.
2. Servir en copitas de cóctel con gajos de limón.

Lima y menta

3 limas peladas y
partidas
500 ml de agua
mineral con gas
4-6 hojas de menta
fresca
4-6 cubitos de hielo

1. Licuar las limas con la menta. Batir con el hielo.
2. Servir en copas de champaña con hojitas de menta.

Pera y mandarina

3 peras en trozos
2 mandarinas
(el zumo)

1. Licuar las peras. Mezclar y servir en copas de champaña heladas.

Pálido y delicado

4 tallos de apio
partidos
2 peras troceadas

1. Licuar ambos ingredientes.
2. Servir muy frío en copas de sherry.

Pepino y pera

1 pepino troceado
2 peras troceadas

1. Licuar el pepino y las peras.
2. Presentar en copas de postre con daditos de pera.

Pera rosada

2 peras troceadas
1 pomelo rosa
troceado

1. Licuar las peras y el pomelo.
2. Servir en vasos altos decorados con daditos de pera.

Melocotón y apio

3 melocotones
2 tallos de apio
1 cucharadita
de espirulina

1. Pelar los melocotones desechando el hueso. Lavar el apio. Licuar ambos ingredientes. Añadir la espirulina. Para evitar que queden grumos verdes, disolver la espirulina en una jarra con un poco de zumo antes de mezclarla con el resto.

Banana y frutos secos

1 banana
troceada
1 patata
pequeña
troceada
6 almendras
peladas
3 dátiles
deshuesados
1/2 vaso de agua

1. Batir la banana, las almendras y los dátiles con el agua. Licuar la patata. Mezclar los dos zumos.
2. Servir en una copa de cóctel adornada con un dátil y unas almendras.

 Las frutas deshidratadas son alimentos concentrados en nutrientes, entre ellos el hierro, por lo que su consumo está indicado en caso de anemia ferropénica.

Horchata de chufa

250 g de chufas secas
5 cucharadas soperas de azúcar
1 litro de agua
canela en polvo

1. Lavar las chufas en varias aguas.
2. Dejar las chufas en remojo en abundante agua fría durante 12 a 14 horas. Volver a lavar con agua limpia.
3. Escurrir hasta que estén secas.
4. Triturar hasta obtener una pasta homogénea.
5. Poner esta pasta en remojo en un litro de agua y un bastoncito de canela durante dos horas en un lugar fresco.
6. Añadir el azúcar al gusto.
7. Filtrar por un colador. Si es necesario volver a filtrar.
8. Servir en vaso largo muy fría.

Horchata de almendra

200 ml de leche
4 cucharadas de almendra molida
2 cucharadas de azúcar
canela en polvo
esencia de limón (opcional)

1. Batir todos los ingredientes en la batidora hasta que quede una amalgama muy fina.
2. Servir muy fría en vasos largos.

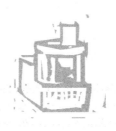

Horchata de ajonjolí

1/4 de taza de ajonjolí
1 taza de agua
1/2 taza de agua tibia
2 cucharadas de azúcar

1. Lavar el ajonjolí y remojar en la taza de agua durante varias horas. Escurrir bien.
2. Licuar el ajonjolí junto con el agua.
3. Licuar para extraer la leche y dejar enfriar.
4. Agregar el azúcar y servir con hielo picado.

Horchata de arroz

1 taza de arroz
2 vasos de agua
1 cucharada de miel
1 vaso de leche de soja
canela molida
un trocito de piel de limón

1. Dejar el arroz en remojo durante seis horas.
2. Triturar en la batidora con el agua de remojo.
3. Añadir la piel del limón y mantener en reposo en la heladera o nevera durante tres horas.
4. Sacar la corteza del limón.
5. Colar, con una gasita de algodón o un colador muy fino, hasta que no salga más líquido.
6. Añadir a esta bebida una pizca de canela, el vaso de leche de soja y miel al gusto. Servir esta bebida bien fresca
7. Se conserva en la heladera o nevera de dos a tres días.

Horchata de avellana

200 ml de leche
4 cucharadas de
avellana molida
2 cucharadas de
azúcar
canela en polvo
esencia de limón
(opcional)

1. Batir todos los ingredientes en la batidora.
2. Servir muy fría.

Agua de Jamaica

120 gr de flor de
Jamaica seca
8 tazas de agua
azúcar al gusto
hielo

1. Poner la flor de Jamaica en el colador y lavar muy bien bajo el chorro de agua.
2. Poner en agua y dejar veinticuatro horas en lugar fresco.
3. Al día siguiente poner el azúcar hasta que endulce al gusto, un rato antes de servir poner el hielo y dejar en la heladera o nevera.
4. Debe de quedar con bastante sabor y dulce pues el hielo diluye el agua.

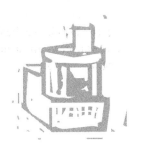

Zumo de primavera

400 g de sandía

400 g de cerezas

2 cerezas en
almíbar

2 cucharaditas de
hielo picado

1. Pelar la sandía y quitar las semillas.
2. Lavar las cerezas y deshuesar.
3. Poner todo en la licuadora y verter el zumo en una jarra, removiendo bien.
4. Finalmente añadir una cereza y una cucharadita de hielo picado y servir en vaso o copa.

 Un refrescante zumo hecho con sandía, cerezas, cerezas en almíbar y unas cucharaditas de hielo picado.

Zumos helados

Dulce de albaricoque

10 albaricoques
troceados
1/2 lima (el zumo)
180 ml de zumo
de ciruelas

1. Licuar los albaricoques. Exprimir la lima. Mezclar los tres zumos.
2. Servir en copas de cóctel con daditos de albaricoques.

 El dulzor de estas dos frutas combinadas resulta fantástico, aunque no debemos dejar de mencionar que el batido también es bueno para los intestinos.

Multivitamínico

2 albaricoques
troceados
2 kiwis troceados
1 pera en trozos

1. Licuar las frutas. Mezclar los zumos.
2. Servir en copas de champaña con daditos de kiwi.

 Puede tomar este combinado hasta tres veces al día. Este zumo está lleno de energía y aporta muchas vitaminas.

Mañana invernal

4 albaricoques
troceados
1 pera pelada
y partida
2 mandarinas
en gajos

1. Licuar los albaricoques, las mandarinas y la pera y mezclar todos los zumos.
2. Servir frío en vasos altos con un gajito de mandarina.

 Recomendable para los problemas respiratorios. Otra combinación deliciosa de betacaroteno y antioxidantes para contrarrestar cualquier enfermedad invernal.

Albaricoque y naranja

5 albaricoques
troceados
3 naranjas
(el zumo)

1. Licuar los albaricoques y mezclar los zumos.
2. Servir en copas pequeñas con pedacitos de naranja en el fondo.

 Un delicioso y refrescante zumo rebosante de propiedades antioxidantes.

Néctar de banana

2 bananas
troceadas
4 albaricoques
troceados
1 manzana pelada
y partida

1. Licuar los ingredientes y mezclarlos.
2. Presentar en vasos de boca ancha con pinchitos de manzana.

Banana verde

2 bananas
troceadas
2 kiwis pelados y
troceados
1 puñado de uvas
negras
180 ml de zumo de
manzana

1. Licuar las bananas, los kiwis y las uvas y mezclar con el zumo.
2. Decorar la copa con un par de uvas y una rodaja de kiwi.

Banana ácida

2 bananas
troceadas
1/2 melón (la pulpa
limpia)
150 ml de zumo de
manzana
1 lima

1. Licuar la banana y el melón. Mezclar todos los zumos.
2. Podemos decorar el vaso con una rodaja de lima.

 El contraste entre el sabor suave del melón y la acidez de la lima impactará en su paladar, pero esta impresión quedará atenuada por la banana.

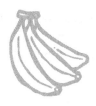

Contra los calambres

2 kiwis
3 cm de jengibre
2 manzanas

1. Trocear las manzanas y licuarlas. Quitarles las puntas a los kiwis y pelarlos; reservar una rodaja para adornar. Licuar el jengibre y después mezclar los zumos de las frutas en un vaso largo. Decorar con una rodaja de kiwi.

 Recomendable para el malestar y el dolor. Si sufrimos calambres, el jengibre de esta receta nos ayudará a mejorar la circulación, al igual que el sodio del kiwi.

Malvarrosa

2 puñados grandes
de cerezas
deshuesadas
2 manzanas
troceadas
1/2 remolacha
troceada

1. Licuar las frutas y mezclar los zumos.
2. Servir frío en copas de cóctel con una cereza pinchada en un palillo.

 El color de este zumo es tan suave y suntuoso que resulta muy adecuado para presentarlo a sus invitados como cóctel o aperitivo.

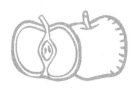

Kiwi agitado

5 kiwis troceados
1 banana troceada

1. Licuar los kiwis. Batir con la banana hasta obtener una mezcla cremosa.
2. Presentar frío en copas de cóctel con daditos de kiwi.

 Su riqueza en ácido fólico confiere al kiwi la propiedad de mejorar o prevenir anemias y reducir el riesgo de enfermedades cardiovasculares y la espina bífida, un trastorno del sistema nervioso que puede darse en el feto.

Melocotón y melón

2 melocotones
1/2 melón

1. Pelar los melocotones desechando el hueso. Quitar la corteza y las semillas del melón. Licuar y mezclar los zumos.

 Por su bajo aporte en calorías, el melón se puede consumir en la cantidad que se desee sin temor a ingerir un exceso de calorías ni de azúcares.

Melón y jengibre

1/2 melón (la pulpa)
3 cm de jengibre fresco

1. Licuar los ingredientes.
2. Servir en un vaso largo con daditos de melón.

Melón y piña

1/2 melón (la
pulpa)
1/2 piña troceada
1 cm de rizoma de
jengibre

1. Licuar las frutas.
2. Podemos decorar las copas con trocitos de melón y piña.

 Recomendable para la digestión. Esta suave combinación de melón y jengibre es perfecta para las náuseas y puede aliviar los síntomas de malestar matutino que sufren algunas mujeres embarazadas.

Pera y hortalizas

1 pera troceada
1 pimiento rojo
cortado
1 ramita de apio
hielo

1. Licuar todos los ingredientes.
2. Servir el zumo en un vaso con hielo. Servir decorado con un bastoncito de pimiento o una ramita de apio.

 La mezcla de las hortalizas y la pera nos proporciona un zumo muy apropiado para aperitivos o para tomar entre horas.

Pera C

2 peras troceadas
2 guayabas
(la pulpa)
2 kiwis

1. Licuar y mezclar los zumos.
2. Decorar con unas rodajitas de kiwi o guayaba.

Aceite de pera

2 peras troceadas
1 naranja (los gajos)
2 cucharaditas de
aceite de linaza
crudo

1. Licuar ambas frutas, añadir el aceite de linaza y mezclar bien.
2. Servir en copitas con dados de pera.

Calmante intestinal

2 peras troceadas
1 cm de rizoma
de jengibre
1/2 piña en trozos
2 zanahorias

1. Licuar y mezclar los ingredientes.
2. Servir en copas de cóctel con unas rodajitas de piña.

Sandía y mango

2 rodajas gruesas
de sandía (la
pulpa)
1 mango (la pulpa)

1. Licuar ambas frutas.
2. Servir en vasos altos con pinchitos de sandía.

 La sandía tiene un altísimo contenido de agua. Por esta razón en algunos países de África afectados por la sequía el cultivo y consumo de sandía permite acceder a porciones de agua extra.

Sangría saludable

1/2 sandía troceada
1/2 limón (los gajos)
1/2 naranja
(los gajos)
agua
azúcar

1. Licuar todas las frutas.
2. Colocar unos cubitos de hielo en el vaso, verter el zumo y añadir un chorro de agua y el azúcar. Servir muy frío.

Mosto con menta

3 puñados de uvas
negras
3 puñados de uvas
blancas
1 manzana troceada
6 hojas de menta
fresca
cubitos o hielo
picado

1. Licuar la manzana junto con las uvas y mezclar muy bien los zumos.
2. Servir en una copa de champaña con hielo. Mezclar con las hojas de menta y remover para que se impregne de su sabor.

 Sacia la sed y es perfecta para un día caluroso. Para una degustación larga y fría, diluir el zumo con agua mineral con gas.

En buena compañía

2 puñados grandes
de uvas
1 manzana troceada

1. Licuar ambas frutas y mezclar los zumos.
2. Servir en copas altas con uvas peladas en el fondo.

Limonada de uva

2 puñados grandes
de uvas negras
6 cm de jengibre
1 limón pelado y
desgajado
120 ml de agua fría

1. Licuar los ingredientes, mezclar y añadir el agua fría.
2. Servir en copas de helado con gajitos de limón.

 Los últimos estudios científicos han mostrado la eficacia de la uva para inhibir o bloquear el crecimiento tumoral, por tanto se recomienda el consumo habitual de uva en caso de cáncer y si se presentan factores de riesgo.

Sandía renovadora

1 rodaja de sandía
(la pulpa)
2 naranjas (los
gajos)
1/2 de piña
troceada

1. Licuar la sandía, las naranjas y la piña por separado y mezclar todos los zumos.
2. Servir frío en vasos altos con pinchitos de sandía.

Kiwi y uva

3 kiwis troceados
2 puñados grandes
de uvas

1. Licuar los kiwis, después de las uvas y combinar los zumos en un vaso.
2. Servir en vasos decorados con una rodaja de kiwi.

Banana cítrica

2 bananas
troceadas
1 pomelo rosa
(el zumo)
1 lima (el zumo)
150 ml de zumo de
naranja

1. Licuar las bananas. Mezclar todos los zumos.
2. Presentar en copas decoradas con gajitos de pomelo rosa.

La pulpa del pomelo rosa es de un color rojo intenso y proporciona abundante zumo de sabor más dulce. Es un fruto que se debe consumir rápidamente.

Pera fértil

1 pera troceada
1/2 melón (la
pulpa)

1. Licuar la pera, seguida del melón. Combinar los dos zumos y remover la mezcla.
2. Servir frío en vasos tubo con bolitas de melón.

Los melones han sido asociados simbólicamente con la fertilidad, y esa imagen se ve reforzada por los nutrientes que contienen. Las peras son ricas en ácido fólico y los melones ejercen un efecto depurativo. Si queremos tener un bebé, esta es la bebida adecuada.

Fiebre amarilla

1/2 melón amarillo
(la pulpa)

1. Licuar el melón.
2. Servir en un vaso largo y decorar con unos trocitos de melón.

La sorpresa es la simplicidad de esta bebida. Rico en betacaroteno, el melón da una bebida suave que seguramente nos ayudará a aliviar el picor asociado con el eccema.

Mermelada de jengibre

5 albaricoques troceados
2 peras troceadas
1 cm de rizoma de jengibre
180 ml de zumo de manzana

1. Licuar el jengibre, los albaricoques y las peras. Añadir el zumo de manzana.
2. Servir en copas de champaña con ensaladita de frutas en el fondo.

Galeno, famoso médico griego, usaba el jengibre como medicina para corregir los humores, defectos del cuerpo y en tratamientos de parálisis causado por exceso de flema. Avicena, gran médico persa lo recomendaba como afrodisíaco debido a que es altamente beneficioso en el tratamiento de la debilidad sexual.

Pera soltera

4 peras troceadas

1. Pelar las peras, desechando las semillas. Licuar.
2. Servir en copas de vermú adornadas con daditos de pera.

Zumo de higo y dátiles

60 g de dátiles
60 g de higos
1/2 naranja

1. Quitar el hueso a los dátiles y licuar. Quitar la piel y el tallo a los higos y licuar.
2. Mezclar los zumos y añadir el zumo de naranja.
3. Servir en vaso largo.

Muy dulce

2 albaricoques
1 banana
250 ml de agua mineral
1/2 taza de uvas negras peladas y sin semillas

1. Sacar el hueso a los albaricoques, pelar la banana y cortar en trocitos.
2. Colocar junto a las uvas y el agua y licuar. Agregar un poco de hielo picado. Volver a licuar.
3. Agregar una gota de agua de azahar. Revolver bien.

Zumo de higos

100 g de higos
1/2 limón
15 g de azúcar
1/2 vaso de agua
una pizca de vainilla en polvo

1. Quitar la piel y el tallo a los higos y batir.
2. Agregar el zumo de limón, el azúcar y el agua. Mezclar.
3. Añadir una pizca de vainilla.
4. Servir en copas de postre.

Zumos de la huerta

Pasta de aguacate

1/2 aguacate
(la pulpa)
4 tomates (la pulpa)
2 ramitas de
g cilantro

1. Batir los ingredientes hasta conseguir una crema fina.
2. Servir enseguida en cuencos pequeños adornados con una ramita de cilantro y poner el hueso del aguacate en el centro para evitar la oxidación.

Ajo y cebolla

3 dientes de ajo
pelados
4 cebollas peladas y
troceadas

1. Pelar los ajos y las cebollas y licuarlos mezclando los zumos.

 Se ha demostrado que la cebolla favorece la circulación sanguínea y mantiene bajos los niveles de colesterol en la sangre.

Tónico cardíaco

4 tallos de apio
1 manzana troceada
1 puñado de zarzamoras
1 cm de rizoma de jengibre
1 cucharadita de aceite de linaza

Pelar el jengibre y la manzana. Lavar el apio y las moras. Licuar los ingredientes. Añadir el aceite de linaza mezclándolo bien con los zumos ya obtenidos

Cada uno de los ingredientes de este zumo tiene propiedades beneficiosas para la presión sanguínea. Además, su sabor es muy agradable.

Intenso y suave

3 tallos de apio
1 manojo de berros
2 peras troceadas

Pelar las peras desechando las semillas. Lavar los berros y el apio. Licuar todos los ingredientes.

El intenso contraste entre la pera y los berros combina a la perfección con el sabor fresco y salado del apio en este atractivo zumo verde.

Zumo antirreumático

3 tallos de apio
1 manojo de berros
2 pepinos troceados
1 remolacha a trozos

Pelar los pepinos y la remolacha, lavar el apio y los berros. Licuar las verduras y hortalizas y servir.

Gigante verde

3 tallos de apio
1/8 de col blanca
3 ramitas de eneldo
4-5 hojas de
espinacas
1 limón pelado
y troceado
3 tomates pelados
y troceados

Lavar la col y las espinacas y licuar. Desechar la parte superior de las hojas del apio y licuar. Una vez pelados, partir los tomates por la mitad y añadirlos a la licuadora. Pelar el limón y licuar. Mezclar los zumos en un vaso. Picar finamente dos ramitas de eneldo y espolvorear con ellas la bebida. Decorar al gusto.

Recomendable para la comida. Con esta receta se elabora un cóctel nutritivo y vigorizante, además de muy equilibrado en todos sus ingredientes y muy beneficioso para la salud.

Apio purificador

3 tallos de apio
1 cucharadita
de espirulina
1 manzana troceada
1 remolacha
troceada

Pelar la manzana y la remolacha, lavar el apio y licuar todos los ingredientes. Disolver la espirulina con un poco de zumo antes de mezclarla con los demás.

Es difícil creer que este zumo sea tan beneficioso para la salud, ya que tiene un sabor magnífico.

Apio relajante

3 tallos de apio
1/2 lechuga
1/2 pepino

Lavar bien el apio y quitarle las hojas y las partes duras. Lavar la lechuga y secarla. Cortar el pepino en rodajas. Licuar todos los ingredientes y verter el líquido en un cuenco. Decorar con un tallo de apio tierno.

 Contra el insomnio. Es ideal para aliviar estados de agotamiento.

Apio anaranjado

2 tallos de apio
1/2 lechuga pequeña
2 zanahorias

Limpiar bien las zanahorias y el apio y quitarles las puntas. Limpiar la lechuga y secarla. Licuar las zanahorias, seguidas del apio y la lechuga. Decorar con un tallo de apio blanco.

Apio picantillo

2 tallos de apio
1 puñado de ortigas
2 pepinos

Pelar los pepinos, lavar las ortigas y el apio. Licuar todos los ingredientes.

El hierro y la clorofila, tan abundantes en la ortiga, estimulan la formación de glóbulos rojos, por eso es recomendable en anemias por falta de hierro.

Apio picantón

2 tallos de apio
2 pepinos
3 puñados de ortiga
1 ramillete de perejil

Pelar los pepinos y trocearlos, lavar el apio, el perejil y las ortigas. Licuar juntos todos los ingredientes.

Supertallos

3 tallos de apio
1/2 pepino
3 tomates

1. Desechar las hojas superiores de dos tallos de apio. Cortar el pepino en rodajas y pelar y trocear los tomates. Licuar el apio, luego los tomates y el pepino.
2. Combinar los zumos en un vaso y remover con el último tallo de apio.

 Recomendable para la próstata. El apio, rico en potasio, y los tomates, llenos de flavonoides, nos ofrecerán en esta bebida una eficiente protección contra el daño provocado por los radicales libres.

Clorofila de apio

3 tallos de apio
3 zanahorias
1 ramita de perejil

Pelar las zanahorias, lavar el apio y el perejil. Licuar los ingredientes.

 Las zanahorias cremosas, el apio salado y el perejil se combinan en esta bebida sustanciosa que, además, es desintoxicante y un tónico para el sistema inmunológico.

Apio rosa

1 tallo de apio
1 pomelo rosa
1 zanahoria
1 cucharada de
azúcar
cubitos de hielo

1. Lavar el apio, quitarle las hebras y licuar. Mezclar con el zumo del pomelo exprimido, la zanahoria licuada y con el azúcar.
2. Servir en un vaso con hielo decorado con una rodaja de pomelo.

Berro ácido

1 manojo de berros
1 lima
1 manojo de perejil
4 zanahorias

1. Pelar las zanahorias, lavar los berros y el perejil, licuar estos ingredientes. Exprimir la lima y mezclar los zumos.
2. Servir en cuencos con perejil picado.

 El sabor dulce y cremoso del zumo de zanahorias conjuga bien con el de las verduras, mientras que la lima aporta el toque ácido.

Explosión de berros

150 g de berros
2 manzanas
1 ramillete de
perejil

1. Lavar los berros y licuarlos, seguidos del perejil (reservar una ramita para decorar). Trocear las manzanas y licuar.
2. Mezclar los ingredientes y servir en un vaso alto.

Los berros están recomendados principalmente para combatir los problemas renales, la anemia, el bocio y la diabetes.

Berro sabrosón

1 puñadito de
berros
3 manzanas
1 pimiento verde

1. Retirar con un cuchillo el pedúnculo del pimiento. Lavar los berros y trocear las manzanas. Reservar una ramita de berros para decorar la bebida. Licuar el pimiento, después los berros y por último las manzanas.
2. Combinar los zumos en un cuenco y adornar con una ramita de berros.

 Recomendable para el síndrome premenstrual. Una bebida de sorprendente sabor, con el ligero gusto picante de los berros como contrapunto de las manzanas. Los pimientos verdes contienen vitamina B6 (piridoxina), que ayuda a aliviar los problemas de retención de líquidos.

Berro y tomate

1 puñado grande
de berros
2 ramitas de perejil
4 tomates

1. Cortar los tomates a cuartos. Licuar los berros, el perejil y a continuación los tomates.
2. Mezclar los zumos en un vaso. Adornar con perejil.

 Recomendable para el acné. El zumo de tomate con el de berros y el de perejil da una combinación refrescante y algo picante que protegerá la piel. Primero, desintoxicante y segundo, restableciendo el equilibrio hormonal a partir del zinc, que está tanto en los tomates como en los berros.

Col ácida

4 hojas grandes
de col
2 tallos de apio
2 manojos de
espinacas
1 pomelo

Lavar y licuar la col, las espinacas y el apio. Exprimir el pomelo. Mezclar los zumos. Adornar con un tallo de apio.

La col es diurética y favorece la eliminación del exceso de líquidos.

Col protectora

5 hojas grandes de
col
1 naranja
3 zanahorias

1. Pelar, lavar y licuar la col y las zanahorias. Exprimir la naranja.
2. Mezclar los zumos. Adornar con un palito de zanahoria.

 La col, las zanahorias y la naranja se unen para componer esta bebida turbia, aunque de sabor magnífico.

Boniato blanco

1 boniato
3 tallos de apio
1/2 puerro

1. Pelar el boniato, lavar el puerro y el apio. Licuarlos y mezclar.
2. Servir en cuencos.

Un zumo muy apropiado para combatir los dolores de cabeza.

Tubérculos y piña

1 boniato
1/2 piña
1 zanahoria

1. Pelar el boniato y la zanahoria, quitar la cáscara de la piña. Licuar todos los ingredientes y mezclar.
2. Servir en vasos altos.

Cóctel de brécol

1 tallo de brécol
1 tallo de apio
1 puñado pequeño de perejil
1/2 pimiento rojo
1 tomate
1 zanahoria

1. Trocear el tallo de brécol, limpiar bien las zanahorias, cortar el tomate a cuartos. Cortar el pimiento por la mitad. Lavar el apio. Licuar el brécol, seguido del pimiento, la zanahoria, el apio, el perejil y el tomate.
2. Remover bien el zumo y coronar con un tallo de apio.

Brécol blanco

8 tallos de brécol
3 tallos de apio
2 peras

1. Pelar las peras. Lavar el brécol y el apio. Licuar los ingredientes.
2. Servir en un vaso.

 Quizá no le parezca apropiado combinar las peras con zumo de brécol, sin embargo se trata de una buena combinación.

Majada de brécol

8 tallos de brécol
3 manzanas
1 manojo de perejil

1. Pelar las manzanas. Lavar el brécol y el perejil. Licuar los ingredientes.
2. Decorar con un poco de perejil picado.

Brécol cítrico

4 tallos de brécol
4 naranjas

Lavar el brécol y licuarlo. Pelar las naranjas y cortarlas en trozos. Licuarlas y mezclar el zumo de las naranjas con el de brécol en un vaso.

Brécol mineralizante

4 tallos de brécol
1 pepino
1 zanahoria

1. Cortar los ramitos de brécol, limpiar bien las zanahorias y quitarles las puntas. Pelar el pepino y partirlo. Licuar los ingredientes y remover bien.
2. Servir en vasos altos.

 Zumo para dietas de adelgazamiento, rico en minerales y vitaminas.

Brécol ácido

8 tallos de brécol
2 pomelos

1. Lavar y licuar el brécol. Exprimir los pomelos. Mezclar los zumos.
2. Servir en vasos altos.

Calabaza en ajada

400 g de calabaza
4 dientes de ajo
300 ml de agua

Pelar la calabaza desechando las semillas. Pelar los ajos. Licuar ambos ingredientes y mezclar con el agua removiendo bien.

Fusión de hinojo

120 g de col roja
1/2 bulbo de hinojo
2 manzanas
1/2 limón

Cortar la col y licuarla. Desechar el tallo del hinojo y licuarlo. Trocear las manzanas y licuarlas. Pelar el limón, reservar una rodaja para decorar y licuar la mitad. Mezclar los zumos en un vaso.

Las coles combaten eficazmente las afecciones respiratorias como los catarros y la bronquitis.

Col dulce

1/4 de col blanca
1/2 melón
1/2 pepino largo
1 ramillete de perejil

Pelar el pepino y el melón. Lavar la col y el perejil. Licuar los ingredientes. Mezclar los zumos en un vaso.

Col y membrillo

60 g de col blanca
60 g de membrillo
60 g de perejil

Lavar y licuar la col blanca y el perejil. Batir el zumo con el membrillo hasta que esté bien disuelto. Mezclar ambos zumos.

Col de piña

1/4 de col de
Saboya
1/2 piña

Lavar las hojas de col y quitar las externas. Extraer el corazón de la piña. Licuar
la col y después la piña. Mezclar los
zumos en un vaso.

Coliflor amarilla

180 g de coliflor
1 ramita de perejil
2 zanahorias

1. Lavar bien las zanahorias y quitarles
las puntas. Cortar en trozos los tallos
de la coliflor y licuarlos, seguidos de
las zanahorias y de un poco de perejil.
Mezclar los ingredientes en un vaso.
2. Cortar otra ramita de perejil y picar-
la por encima de la bebida.

**Zumo específico contra el insomnio. La coliflor es rica en vitami-
na B3 (niacina), que ayuda a mantener los niveles hormonales
para equilibrar los neurotransmisores del cerebro.**

Cóctel de chirivía

1 chirivía
6 hojas de col
blanca
2 zanahorias

Lavar la col. Pelar la chirivía y las zanahorias. Licuar y mezclar los ingredientes en un vaso.

La chirivía destaca por su aporte elevado de carbohidratos.

Fresca chirivía

3 chirivías
1/2 lima
3 manzanas
3 ramitas de menta

Pelar las chirivías y las manzanas. Lavar la menta y licuar estos ingredientes. Exprimir la lima. Mezclar los ingredientes en un vaso.

 Si le parece extraño tomar un zumo de tubérculos, éste es perfecto para empezar. Añada más lima si desea un sabor más ácido.

Chirivía agridulce

3 chirivías
1 lima
3 peras

Pelar y licuar las chirivías y las peras. Exprimir la lima. Mezclar los tres zumos en un vaso.

Gazpacho de endivia

120 g de endivias
120 g de lechuga
120 g de zanahorias

Lavar y cortar las endivias y la lechuga. Pelar y cortar las zanahorias.

 Licuar todas las hortalizas juntas y remover bien para que se mezclen los sabores.

Espárrago y nada más

225 g de espárragos

Lavar y licuar los espárragos. Tomar frío inmediatamente.

Caldo frío de espárragos

3 espárragos
frescos
1/2 pepino
350 g de remolacha
300 g de zanahorias
agua

Lavar los espárragos, quitarles las puntas, trocear los tallos y reservar. Cortar en trozos el resto de verduras y pasarlas por la licuadora. Licuar los espárragos y agregar un poco de agua. Mezclar los zumos y servir.

Espárragos con tomate

3 espárragos
frescos
2 tomates
sal y pimienta
agua

Lavar los espárragos, quitarles las puntas y trocearlos. Pelar los tomates y licuarlos con los espárragos. Añadir un poco de agua y salpimentar.

El espárrago tiene una considerable acción diurética y deputariva que favorece la eliminación del exceso de líquidos y desechos del organismo.

Espinacas reforzadas

3 hojas de
espinacas
2 tallos de apio
4 tomates

Lavar las hojas de espinacas y trocear los tomates. Licuar las espinacas, un tallo de apio y los tomates. Combinar los líquidos en un vaso y decorar con el otro tallo de apio.

Refresco de espinacas

3 hojas grandes de
espinacas
3 tomates
1 zanahoria

1. Lavar las hojas de espinacas y limpiar bien la zanahoria. Licuar las espinacas, seguidas de la zanahoria y del tomate.
2. Combinar los zumos en un vaso.

 Recomendable para la digestión. El estreñimiento se debe a una falta de fibra y una dieta basada en comidas demasiado procesadas.

Cóctel de hinojo

1 trocito de hinojo
fresco
1 pera
1 naranja
1 ramita de hinojo
cubitos de hielo

1. Lavar la pera y el hinojo y pasar por la licuadora. Mezclar con el zumo de la naranja exprimida y verter en un vaso con cubitos de hielo.
2. Servir decorado con una ramita de hinojo.

Hinojo rojo

250 g de hinojo
250 g de remolacha

Pelar y licuar el hinojo y la remolacha. Combinar en un vaso.

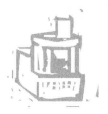

Jengibre agridulce

6 cm de jengibre
1 limón
20 uvas negras
120 ml de agua
  mineral o agua
  con gas

Lavar las uvas y quitarles las semillas. Pelar y trocear el limón. Pelar el jengibre. Licuar las frutas junto con el jengibre y rebajar con agua.

Alba lechuga

120 g de lechuga
2 ramitas de apio
1 manzana

Lavar la lechuga y trocearla. Lavar y cortar el apio. Pelar la manzana, partirla y quitarle el corazón. Licuar todo junto y servir en un vaso.

Lechuga con papas

400 g de lechuga
250 g de patatas

Pelar y trocear la patata, lavar la lechuga y licuar.

Muy apropiado antes de acostarse. Las lechugas son sedantes y somníferas.

Nabo al limón

300 g de nabos
2 limones

Lavar, pelar y licuar los nabos. Exprimir los limones y mezclar los zumos en un vaso.

Patatas coloradas

1 patata
1 ramita de perejil
5 tomates

Limpiar bien la patata, pelarla si está muy sucia e introducirla a la licuadora. Licuar los tomates y mezclar con el zumo de la patata. Picar finamente el perejil y espolvorear el zumo.

Bálsamo verde

3/4 de pepino
1/2 aguacate
1 puñado de berros
1 ramita de perejil

Deshuesar el aguacate y batirlo. Licuar el pepino, el perejil y los berros y añadir los zumos a la batidora con el aguacate. Batir hasta obtener una mezcla de una consistencia fina.

Recomendable para la piel. Esta bebida es rica en zinc y en otros oligoelementos que la ayudan a recuperarse de un ataque de eccema. El zinc es particularmente importante puesto que ayuda a cicatrizar las heridas, y el hierro presente en los berros tonifica la piel.

Dulce de pepino

1 pepino
2 manzanas
1 remolacha

Pelar los ingredientes, desechando las semillas de la manzana, y licuarlos. Mezclar en un vaso.

Puerro agridulce

1 puerro pequeño
3 cm de jengibre
  pelado
3 manzanas

Quitar las puntas al puerro. Pelar el jengibre y cortarlo por la mitad. Trocear las manzanas para que quepan en la licuadora. Licuar los puerros, seguidos del jengibre y las manzanas.

Recomendable para aliviar el malestar y el dolor. Los puerros son muy aconsejables por sus propiedades depurativas y antiinflamatorias, y el jengibre estimula la circulación, de tal manera que la combinación de ambos ingredientes es complementaria.

Ensalada de rábano

60 g de rábanos
  picantes
30 g de ajo
275 g de apio
275 g de manzana
400 g de piña

Pelar los ajos, la piña y la manzana apartando las semillas, lavar el apio y licuar todos los ingredientes. Verter en un vaso, mezclar y rallar los rábanos picantes.

La mayoría de las propiedades del rábano se deben a la presencia en su composición de compuestos que tienen la propiedad de estimular las glándulas digestivas, a la vez que provocan un aumento del apetito.

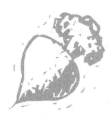

Rábano al limón

120 g de rábanos
picantes
2 limones
350 ml de agua

Exprimir los limones y mezclar con el agua. Finalmente rallar los rábanos picantes y mezclar con el zumo.

Remolacha lozana

2 remolachas
2 tallos de apio
1 pomelo

Pelar las remolachas, lavar el apio y licuarlos. Exprimir el pomelo. Mezclar los zumos.

El pomelo soporta bien el potente zumo de las remolachas, realzadas, a la vez, por el apio. Es una buena introducción en el mundo de la remolacha, si es que necesita ser introducida.

Remolacha sanadora

60 g de remolacha
1,5 cm de jengibre
1 manzana
1 ramita de perejil
200 g de
zanahorias

Pelar el jengibre. Cortar en cuartos la manzana. Picar las zanahorias. Licuar todos los ingredientes. Servir frío en un vaso y adornar con el perejil.

La remolacha es muy apropiada para las dietas de adelgazamiento.

Caroteno de remolacha

2 remolachas
2 naranjas
4 zanahorias

Perlar y licuar las remolachas y las zanahorias. Exprimir las naranjas. Mezclar los zumos.

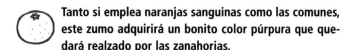

Tanto si emplea naranjas sanguinas como las comunes, este zumo adquirirá un bonito color púrpura que quedará realzado por las zanahorias.

Amarillo de remolacha

120 g de remolacha
1 rodaja de piña
120 g de zanahorias

Pelar las zanahorias y cortarlas en rodajas. Cortar en trozos la remolacha y la piña. Licuar y servir.

Tomate moteado

6 tomates
6 hojas de albahaca
    fresca
8 ramitas de perejil

Picar finamente la albahaca y el perejil y licuar los tomates. Reservar una ramita de perejil para decorar la bebida y mezclar las hierbas picadas con el zumo de tomate.

Recomendable para la comida. Otra deliciosa bebida con hierbas. El perejil es un excelente reparador, ya que contiene calcio, hierro y potasio. Si preferimos un gusto más incisivo, añadiremos unas gotitas de salsa Worcestershire.

Tomate a la diabla

6 tomates
1 tallo de apio
1/2 limón
2 pimientos carnosos
sal y pimienta
tabasco
salsa Worcestershire
al gusto

Pelar los tomates. Lavar los pimientos y el apio. Licuar estos ingredientes. Exprimir el limón. Mezclar los zumos y sazonar al gusto.

Tomate verde

4 tomates
4 trozos de brécol
1 manojo grande de
hojas de espinacas
1/2 pepino largo

Pelar los tomates y el pepino. Lavar el brécol y las espinacas. Licuar los ingredientes. Combinar en un vaso.

Tomate picante

4 tomates
1 limón
1 manojo de
rabanitos picantes
4 zanahorias
sal y pimienta

Pelar los tomates, las zanahorias y los rabanitos. Licuarlos. Exprimir el limón. Combinar en un vaso y sazonar al gusto.

 Los tomates contienen antioxidantes que protegen el organismo gracias a la reducción del efecto nocivo de los radicales libres.

Tomate y naranja

4 tomates
2 naranjas

Pelar y licuar los tomates, exprimir las naranjas y mezclar los zumos.

Viejos favoritos

4 tomates
1 naranja
2 zanahorias

Pelar y licuar los tomates y las zanahorias. Exprimir la naranja. Mezclar los tres zumos.

Zumo de patata

5 tomates
1 patata
1 ramita de perejil

Limpiar bien la patata e introducirla en la licuadora después de trocearla. Pelar los tomates y licuarlos junto con el perejil. Mezclar el zumo con el de la patata.

Ensalada de trigo

30 g de germen de
  trigo
1 diente de ajo
2 ramas de apio
90 g de berros
cubitos de hielo

1. Lavar y picarel germen de trigo. Pelar el ajo. Cortar las ramas de apio. Licuar juntos el germen de trigo, el ajo y el apio.
2. A continuación licuar los berros. Juntar las dos mezclas y remover. Servir en un vaso con hielo y adornar con germen de trigo.

Zanahoria amarga

275 g de zanahoria
60 g de alcachofas
325 g de apio
275 g de remolacha

Pelar las zanahorias desechando las puntas. Lavar el apio. Quitar el tronco y las hojas externas de la alcachofa. Pelar la remolacha, licuar todos los ingredientes y mezclar en el vaso.

Zanahoria picante

275 g de zanahoria
30 g de ajo
200 g de alfalfa
60 g de apio
1/2 piña
60 g de rábanos
picantes

Pelar las zanahorias desechando las puntas. Pelar los ajos y la piña. Lavar la alfalfa y el apio. Licuar todos los ingredientes. Mezclar en un vaso y rallar el rábano picante.

El rey de la zanahoria

4 zanahorias
1 aguacate
1 tallo de apio
1 pepino

Pelar las zanahorias, desechando las puntas. Pelar el pepino y lavar el apio. Licuar estos ingredientes. El zumo resultante se tritura en la batidora junto con el aguacate previamente pelado y deshuesado. Servir muy frío. Se puede añadir un poco de sal.

Zanahoria esmeralda

3 zanahorias
1/2 aguacate
5-7 hojas de
espinacas

Limpiar bien las zanahorias y quitarles las puntas. Lavar las hojas de espinacas y licuarlas, y a continuación añadir las zanahorias. Cortar el aguacate por la mitad y deshuesarlo. Verter los zumos de las zanahorias y de las espinacas en la batidora con el aguacate y triturar hasta conseguir una mezcla fina.

La combinación de los ingredientes es perfecta para llenarse de energía. Para potenciar el sabor, añadir una pizca de salsa picante.

La dama blanca

275 g de
zanahorias
30 g de ajo
275 g de apio
1/2 piña
60 g de rábanos
picantes

Pelar las zanahorias y quitarles las puntas. Pelar el ajo y la piña. Lavar el apio. Licuar todos estos ingredientes y servir en un vaso, rallar los rábanos picantes por encima.

Orejitas

4 zanahorias
2 dientes de ajo
3 ramitas de perejil

Pelar y quitar las puntas a las zanahorias, pelar los dientes de ajo y trocear el perejil. Licuar los ingredientes y combinarlos en un vaso largo.

Zanahoria purificante

3 zanahorias
1 tallo de apio
2 hojas grandes
de col
1/2 manzana
1/2 naranja
1/4 de remolacha

Pelar las zanahorias, la remolacha y la manzana. Lavar el apio y la col. Licuar estos ingredientes. Exprimir la naranja y mezclar los zumos.

 Cualquier zumo en el que se incorpore remolacha o col puede tener un gusto algo extraño para el no iniciado, pero en cuanto se acostumbre podrá apreciar plenamente sus propiedades purificantes.

Zanahoria depurativa

3 zanahorias
1 tallo de apio
3 hojas grandes
de col
1/2 manzana
1/2 remolacha

Pelar las zanahorias, la remolacha y la manzana. Lavar el apio y la col. Licuar estos ingredientes. Exprimir la naranja y mezclar los zumos.

Zanahoria a la col roja

2 zanahorias
1 tallo de apio
1 puñadito de cilantro
3 hojas de col de
Saboya

Quitar las puntas de la zanahoria y pelarlas, trocear la col. Añadir la col a la licuadora. Después poner el cilantro, el apio y finalmente las zanahorias.

Zanahoria y espinacas

250 g de
  zanahorias
120 g de apio
60 g de espinacas
60 g de perejil

Pelar las zanahorias quitando las puntas. Lavar el apio, las espinacas y el perejil. Licuar todos los ingredientes y combinar en un vaso.

La espinaca contiene vitamina A, muy beneficiosa para la vista y la piel.

Despertar de caroteno

3 zanahorias
1 tallo de apio
1,5 cm de rizoma
  de jengibre
1 manzana
1/2 naranja

Pelar las zanahorias quitando las puntas; la manzana desechando las semillas, y el jengibre. Lavar el apio y licuar estos ingredientes. Exprimir la naranja y mezclar los zumos. Combinar en un vaso.

Zanahoria rubí

2 zanahorias
2 tallos de apio
1/2 pepino
1/2 remolacha

Pelar y cortar las puntas de las zanahorias y el pepino. Limpiar la remolacha y eliminar el tallo fibroso de la punta. Licuar la remolacha, seguida de las zanahorias, el apio y finalmente el pepino. Combinar los zumos.

Majada de zanahoria

300 g de zanahoria
200 g de apio
60 g de perejil

Pelar las zanahorias quitando las puntas. Lavar el apio y el perejil. Licuar los ingredientes y combinar en un vaso. Decorar con un tallo de apio.

Torbellino de zanahoria

200 g de zanahoria
200 g de apio
120 g de rábanos

Pelar la zanahoria quitando las puntas. Lavar el apio. Licuar los ingredientes y combinarlos en un vaso, rallar los rábanos y mezclar.

Intenso de zanahoria

300 g de zanahoria
120 g de apio
120 g de remolacha

Pelar las zanahorias quitando las puntas. Pelar la remolacha. Lavar el apio. Licuar los ingredientes y mezclar en el vaso.

Cóctel de zanahoria

250 g de zanahorias
100 g de apio
120 g de tomates

Pelar las zanahorias quitando las puntas, lavar el apio, pelar los tomates, licuar y servir en un vaso con cubitos de hielo.

Zanahoria antiasma

180 g de zanahoria
180 g de berros
120 g de patata
120 g de perejil

Pelar las zanahorias quitando las puntas, pelar las patatas. Lavar los berros y el perejil. Licuar los ingredientes y combinar en un vaso.

Resulta más conveniente raspar las zanahorias que pelarlas porque las vita minas se acumulan cerca de la superficie.

Zanahoria y brécol

3 zanahorias
120 g de brécol

Lavar el brécol y licuarlo. Limpiar bien las zanahorias y quitarles las puntas. Licuarlas y combinar los zumos en un vaso.

Zanahoria antioxidante

3 zanahorias
4 tallos de brécol
1 puñado de perejil

Cortar las zanahorias y el brécol para que quepan en la licuadora. Reservar una ramita de perejil para decorar. Licuar cada ingrediente y combinarlos en un vaso. Decorar con una ramita de perejil.

La combinación de los ingredientes es perfecta para llenarse de energía. Para potenciar el sabor, añadir una pizca de salsa picante.

Doble de naranja

3 zanahorias
8 hojas de col
1 naranja

Pelar las zanahorias quitando las puntas. Licuar las zanahorias y la col. Exprimir la naranja. Mezclar los zumos en un vaso.

 Nos ayudará a resistir las infecciones y a solucionar los problemas de hígado. Excelente para las mujeres embarazadas y las que deseen dar lactancia.

Digestivo de zanahoria

4 zanahorias
2 hojas grandes
  de col
1/4 de piña

Pelar la piña y las zanahorias quitando las puntas. Lavar la col. Licuar los ingredientes. Combinar en un vaso y decorar con una rodajita de piña.

Zanahoria y espárragos

350 g de zanahoria
200 g de
  espárragos

Pelar las zanahorias quitando las puntas. Lavar los espárragos. Licuar y mezclar al servir en el vaso.

Popeye lo sabe

350 g de zanahoria
200 g de espinacas

Lavar las espinacas, pelar las zanahorias quitando las puntas. Licuar ambos ingredientes y combinar en un vaso.

Zanahoria anisada

200 g de zanahoria
60 g de espinacas
300 g de hinojo

Lavar el hinojo y las espinacas, pelar las zanahorias quitando las puntas. Licuar y mezclar en el vaso.

Zanahoria rojiverde

120 g de zanahoria
180 g de espinacas
300 g de tomate

Pelar las zanahorias quitando las puntas, pelar los tomates y lavar las espinacas. Licuar y mezclar en el vaso.

Zanahoria a la miel

1 cucharada de miel
6 zanahorias
4 hojas de lechuga
2 hojas de espinacas
5 gotas de limón

Pelar las zanahorias, lavar la lechuga y las espinacas, y licuarlas. Vaciar el zumo a un vaso grande. Agregar antes de tomar el zumo la cucharada de miel. Mezclar bien.

Zanahoria de verano

3 zanahorias
1 cucharadita de espirulina
1/2 melón
1 rodaja de sandía

Pelar las zanahorias, quitar la corteza del melón y la sandía. Licuar y mezclar los zumos junto con la espirulina hasta que no queden grumos.

Para potenciar el sabor, añadir una pizca de tabasco.

Zanahoria carmín

200 g de zanahoria
200 g de hinojo
200 g de remolacha

Lavar el hinojo, pelar la remolacha y la zanahoria. Licuar y mezclar los zumos en el vaso.

Zanahoria picantona

4 zanahorias
3 cm de jengibre

Pelar las zanahorias y trocearlas para que quepan en la licuadora. Pelar el jengibre, licuar los ingredientes y mezclarlos en un vaso largo.

Tricolor de zanahoria

2 zanahorias
1/2 lechuga
2 tomates

Quitarles las puntas a las zanahorias, lavar las hojas de lechuga y cortar los tomates por la mitad. Licuar los tomates, las zanahorias y la lechuga, y mezclar los zumos en un vaso.

Más dulce todavía

1 zanahoria
2 manzanas

Pelar las zanahorias y quitarles las puntas. Trocear las manzanas. Licuar las zanahorias y luego las manzanas. Servir los zumos en un vaso y mezclar.

Naranja total

1 zanahoria
1 manzana
1 naranja
1 tomate

Pelar la manzana, la zanahoria quitando las puntas y el tomate. Licuar todos los ingredientes. Exprimir la naranja. Mezclar los cuatro zumos y servir muy frío.

Zanahoria y cítricos

3 zanahorias
unas hojas de menta
1 naranja
1/2 pomelo

Pelar las zanahorias y licuarlas junto con la menta. Exprimir la naranja y el pomelo. Mezclar los zumos. Se puede decorar con hojas de menta.

Zanahoria y nabos

120 g de zanahoria
120 g de puntas
  de nabos

Pelar las zanahorias y los nabos. Licuar y combinar en el vaso.

Naranja y anaranjada

4 zanahorias
1 naranja

Pelar y licuar las zanahorias. Exprimir la naranja y mezclar los dos zumos en el vaso.

 El betacaroteno, un antioxidante, neutraliza los radicales libres, por lo que el consumo de zanahorias reduce el riesgo de enfermedades cardiovasculares.

Zanahoria al perejil

4 zanahorias
1 naranja
1 ramito de perejil
  fresco

Pelar las zanahorias y licuarlas junto con el perejil. Exprimir la naranja y mezclar los zumos en el vaso.

Zanahoria y ortiga

300 g de zanahoria
300 g de ortiga

Lavar las ortigas, pelar las zanahorias quitando las puntas. Licuar y mezclar en el vaso.

Zanahoria y patata

300 g de
  zanahorias
300 g de patatas

Pelar las zanahorias y las patatas, y trocearlas. Licuarlas hasta conseguir una taza de zumo de cada hortaliza y mezclarlos.

Dulce pimiento

3 zanahorias
1 pimiento amarillo
1 pimiento rojo

Pelar las zanahorias y licuar con los pimientos. Combinar en el vaso.

 Destaca el sabor dulce de las zanahorias junto al de los pimientos, de modo que esta bebida refrescante es un buen modo de introducirse en los zumos vegetales.

Zanahoria con remolacha

3 zanahorias
1 trozo de
remolacha

Raspar bien las zanahoria y quitarles las puntas. Lavar la remolacha y trocearla. Licuar la remolacha y después las zanahorias. Mezclar los zumos en un vaso.

Zumo recomendable para la comida. Una gran receta para fortalecer nuestro sistema inmunológico. Repleta de betacarotenos y de sustancias anticancerígenas, particularmente en la remolacha, esta bebida hará que nos sintamos limpios por dentro y frescos por fuera.

Zanahoria agridulce

4 zanahorias
2 tallos de apio
1,5 cm de rizoma
de jengibre

Raspar las zanahorias quitando las puntas y pelar el jengibre, lavar el apio. Licuar todos los ingredientes y servir en un vaso alto.

Apio, berros y tomate

3 tallos de apio
1 manojo de berros
2 tomates

Pelar los tomates, lavar el apio y los berros. Licuar y mezclar los zumos.

Humbría

1 manojo grande
de berros
4 naranjas

Lavar los berros. Pelar las naranjas y partirlas en trozos. Licuar los berros seguidos de las naranjas y mezclar los zumos en un cuenco.

Cohete de energía

1 boniato
1/2 melón
3 zanahorias

Pelar el boniato y las zanahorias. Quitar la piel y las semillas del melón. Licuar todos los ingredientes y servir frío en un vaso alto.

El boniato, también conocido como camote, batata o patata dulce, es una planta nativa de la América tropical, donde es un componente importante de la dieta básica. Su pulpa es muy rica en caroteno.

Puerro majado

2 puerros
1 ramita de perejil
2 zanahorias

Quitar las puntas a los puerros y a las zanahorias. Introducirlos en la licuadora seguidos del perejil. Combinar los zumos en un cuenco y decorar con una ramita de perejil.

155

Apio agridulce

1 tallo de apio
1 pera
1 rodaja de piña

Pelar las frutas. Retirarle a la pera el corazón y cortarla en rodajas. Lavar el apio. Licuar todo junto.

Zumo silvestre

120 g de berros
225 g de diente
de león
200 g de ortigas

Lavar las verduras y licuarlas.

El diente de león y la ortiga son remedios naturales eficaces contra la celulitis.

Refresco de hinojo

275 g de hinojo
90 g de berros
275 g de zanahoria

Pelar el hinojo y raspar las zanahorias. Lavar los berros. Licuar y mezclar en un vaso alto.

Dulce de remolacha

250 g de remolacha
180 g de pepino
180 g de zanahoria

Lavar, pelar, trocear y licuar las verduras y mezclar bien el zumo resultante. Podemos adornar con unos palitos de pepino y zanahoria.

Pepino de rubí

2 pepinos
350 g de apio
120 g de berros
1 remolacha

Lavar, pelar y trocear las hortalizas. Licuar y mezclarlas en un vaso.

Brécol y manzana

4 tallos de brécol
2 manzanas

Cortar las manzanas para que quepan en el tubo de la licuadora y cortar los tallos del brécol en trozos. Licuar el brécol y a continuación la manzana y decorar con unos daditos de manzana.

Zumo de alcachofas

4 alcachofas

Lavar y licuar las alcachofas.

La alcachofa es uno de los alimentos que favorecen la función hepática. Su consumo es determinante para rebajar los niveles de colesterol.

Apio esmeralda

2 tallos de apio
8 hojas de espinacas
1 manojo de ortigas
1 ramillete de perejil

Lavar y licuar todos los ingredientes y servir enseguida.

Catapulta de hortalizas

3 zanahorias
1/2 boniato
60 g de brécol
1 pimiento rojo

Pelar las zanahorias quitando las puntas, pelar el boniato. Lavar el brécol y el pimiento. Licuar los ingredientes. Combinar en un vaso.

Tomate rojo

5 tomates
4 hojas grandes
de berza
1 lima
1 remolacha

Pelar los tomates y la remolacha. Lavar la berza. Licuar estos ingredientes. Exprimir la lima. Mezclar ambos zumos.

Ramolacha anisada

275 g de remolacha
275 g de hinojo

Lavar el hinojo, pelar la remolacha, licuar, mezclar al servir en el vaso.

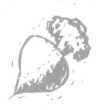

Zumos con frutas del bosque

Curandero azul

1 puñado de arándanos
   negros
1 puñado de grosellas negras
150 ml de zumo de manzana
1 puñado de zarzamoras
1 banana

1. Lavar y licuar las bayas y la banana. Mezclar con el zumo de manzana.
2. Servir en copas en el desayuno.

Pera azul

1 puñado de
   arándanos negros
1 puñado de
   zarzamoras
2 peras

Pelar las peras, desechando las semillas. Lavar los arándanos y las zarzamoras. Licuar. Combinar los zumos en un vaso.

Arándano y pera

1 puñado de
arándanos rojos
3 peras

Pelar las peras, desechando las semillas. Lavar los arándanos rojos. Licuar. Combinar los zumos en un vaso.

Cura de arándano

2 puñados de
arándanos rojos
1 trozo grande
de sandía

1. Lavar los arándanos y licuarlos. Quitar la corteza de la sandía y licuar la pulpa y las semillas. Combinar los zumos.
2. Servir en vasos altos muy frío.

 Recomendable para los problemas urinarios. Una gloriosa bebida de color rosa que es una joya digna de admirar, y todavía más de saborear.

Frambuesa y arándano

2 puñados de
frambuesas
2 puñados de
arándanos rojos

Lavar las frutas del bosque y añadirlas a la licuadora. Mezclar los líquidos en copas de cóctel.

 Los arándanos rojos son muy reputados por sus propiedades diuréticas, y su zumo de color rojo rubí nos ayudará a restablecer el equilibrio necesario para gozar de una piel sana y bella.

Bonanza de bayas

1 puñado de frambuesas
1 puñado de arándanos negros
1 puñado de fresas
120 ml de zumo de manzana
1 puñado de zarzamoras

Lavar y licuar las bayas. Añadir el zumo de manzana. Combinar los zumos en un vaso.

Pastel de frambuesa

2 puñados de
frambuesas
1 puñado de
arándanos
4 manzanas

Lavar las bayas, pelar las manzanas. Licuar las frutas. Combinar los zumos en copas de boca ancha.

El contraste entre el sabor de las bayas y las manzanas hace que sea una bebida deliciosa de sugerente sabor.

Frambuesa negra

2 puñados grandes
de frambuesas
1 puñado de
arándanos negros
1 puñado de
zarzamoras

Lavar las bayas y licuarlas. Mezclar los zumos en copitas pequeñas.

Contiene todo el lujo de las bayas. Este zumo es una maravilla, tanto para su cuerpo como para el paladar. Energético.

Bosque profundo

2 puñados grandes
de frambuesas
1 cucharadita de
espirulina
2 manzanas
1 naranja

Pelar las manzanas desechando las semillas. Lavar las frambuesas. Licuar ambas. Exprimir la naranja y mezclar añadiendo la espirulina. Para evitar que queden grumos, agitar la espirulina en una jarra con un poco de zumo antes de mezclarla con el zumo restante.

Frambuesas ácidas

2 puñados grandes
de frambuesas
1 limón
2 manzanas
grandes

1. Pelar las manzanas desechando el corazón. Lavar las frambuesas. Licuar conjuntamente. Exprimir el limón y mezclar los zumos.
2. Servir en copas de champán adornadas con frambuesas en el fondo y media rodaja de lima en el borde de la copa.

Bayas y cítricos

2 puñados grandes
de frambuesas
1 mandarina
2 naranjas grandes

Lavar y licuar las frambuesas. Exprimir la mandarina y las naranjas. Mezclar los tres zumos.

 Es una mezcla deliciosa, la incorporación de la mandarina le da un toque de sutileza. Es un zumo que resulta muy energético.

Aurora boreal

2 puñados grandes
de frambuesas
3 mandarinas

Pelar las mandarinas y partir en trozos.
Lavar las frambuesas. Licuar cada fruta y
combinar los ingredientes en una copa.

 Las frambuesas tienen grandes poderes restauradores y las mandarinas son ricas en vitamina B1, que ayuda a mantener la salud de los folículos capilares.

Néctar de frambuesa

2 puñados grandes
de frambuesas
2 melocotones

Lavar las frambuesas y licuarlas. Cortar
los melocotones a cuartos y deshuesarlos. Licuar y combinar en un vaso corto.

Dulzor de frambuesa

2 puñados grandes
de frambuesas
1/2 de melón
1 manzana

Quitar la corteza y las pepitas del melón.
Lavar las frambuesas y cortar la manzana a cuartos. Licuar las frambuesas, luego la manzana y por último el melón.
Combinar los líquidos en un vaso.

Frambuesas con sandía

1/2 sandía pequeña
2 puñados de
frambuesas

Sacar la cáscara de la sandía, licuarla junto con las frambuesas. Combinar los zumos en vasos altos con daditos de sandía.

163

Bosque tropical

2 puñados de fresas
120 ml de zumo de
  guayaba
2 naranjas

Lavar y licuar las fresas. Exprimir las naranjas y mezclar los tres zumos.

 La deliciosa guayaba, de origen americano tropical, contiene abundante vitamina C, tanto que puede sustituir a la naranja como fuente de esta importante sustancia. Es tan rica en nutrientes que en la Segunda Guerra Mundial se incluyó en las raciones diarias para los soldados.

Limonada de fresa

2 puñados de fresas
2 limones
1/2 sandía
6 cubitos de hielo
un chorrito de agua

Quitar la cáscara de la sandía, lavar las fresas y licuar ambas frutas. Exprimir los limones. Mezclar los zumos añadiendo el agua y los cubitos.

Fresa y sandía

180 g de fresas
1 rodaja de sandía

Lavar las fresas, quitar la cáscara y las semillas de la sandía. Licuar las dos frutas y combinar en un vaso alto con una fresa en el fondo.

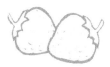

Cóctel de granada

1/2 granada
120 g de
albaricoques
1/2 limón
1 naranja
120 g de piña
250 g de uvas
blancas
1/2 vaso de hielo
picado

1. Lavar y pelar las uvas y extraer las semillas. Hacer lo mismo con la granada, la piña, la naranja y el limón. Partir, pelar y deshuesar los albaricoques. Trocear el resto de frutas y licuarlas todas juntas. Agregar el hielo picado.
2. Poner hielo picado en un vaso alto y completar con zumo hasta el borde.

Ponche de potasio

2 puñados grandes
de grosellas
6 hojas de
espinacas
2 naranjas

Lavar las grosellas y quitarles los rabitos. Reservar una ramita para decorar la bebida. Pelar las naranjas y partirlas en trozos. Licuar las grosellas, las espinacas y las naranjas y combinar los zumos en un cuenco.

Grosella cremosa

1 puñado de
grosellas negras
1 manzana
4 zanahorias

Pelar las zanahorias y la manzana. Lavar las grosellas y licuar todos los ingredientes. Mezclar en una copa grande.

Pasión de grosella

2 puñado de
grosellas
1 melocotón
1 maracuyá

Pelar el melocotón y el maracuyá, lavar las grosellas, licuar, mezclar y adornar unas copas de cóctel con unas grosellas.

 Las grosellas, como todas las bayas, tienen una elevada actividad antioxidante.

Mosto de grosella

180 g de grosellas
1 manzana
180 g de uvas

Lavar las grosellas y las uvas, quitarles los rabitos a las grosellas. Eliminar el rabito de la manzana y trocearla. Licuar cada ingrediente y combinarlos en un vaso alto.

Mora primaveral

100 ml de néctar de
moras
1 cucharada de
zumo de acerola
150 ml de agua
1 rama de canela
2 clavos de olor
miel de tomillo

Mezclar los dos zumos con el agua, añadir la canela y poner a calentar sin llegar a hervir. Servir caliente en tazas y endulzar con la miel.

Zarzamora en dulce

2 puñados grandes
de zarzamoras
1 manzana
1 banana
1 rodaja de sandía

Pelar y lavar las frutas. Licuar primero la banana e incorporar poco a poco el resto de fruta: la sandía, las zarzamoras y la manzana.

Moras y peras

2 puñados grandes
de zarzamoras
2 peras

Lavar las zarzamoras con cuidado de no desgranarlas demasiado y trocear las peras. Licuar y servir en copas de postre.

 En este zumo el sabor dulce y a la vez ácido de las zarzamoras armoniza a la perfección con el más delicado de las peras.

Pera encarnada

2 peras troceadas
1 puñado de
frambuesas
1 puñado de fresas

Pelar las peras, desechando las semillas, Lavar las frambuesas y las fresas. Licuar y mezclar en un vaso.

 La fibra de las fresas y frambuesas atrapa determinados compuestos indeseables, como el colesterol, y los elimina de nuestro organismo.

Melocotón rosa

2 melocotones
2 puñados de
  frambuesas

Pelar los melocotones desechando el hueso. Lavar las bayas. Licuar y mezclar los zumos.

Banana escondida

2 bananas troceadas
2 puñados de
  grosellas negras
1 manzana troceada

1. Licuar los ingredientes y mezclar los zumos.
2. Servir frío en vasos altos con unas bayas de adorno.

A pesar de que muchos piensan que la banana es una de las frutas que más engordan, en comparación con una manzana, tiene un menor aporte calórico.

Albaricoque negro

3 albaricoques
2 puñados grandes
  de moras
1 nectarina

Deshuesar los albaricoques y la nectarina, lavar las moras. Licuar y mezclar.

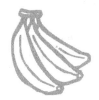

Zarzamora en claro

2 bananas troceadas
2 manzanas
  troceadas
1 puñado de
  zarzamoras

1. Licuar uno a uno todas las frutas. Mezclar los zumos.
2. Servir frío en copitas. Decorar con unas moras.

Sólo frambuesa

2 puñados grandes
  de frambuesas
hielo picado

1. Lavar y licuar las frambuesas.
2. Servir en copas de cóctel con el hielo y algunas bayas de adorno.

Melocotón negro

2 melocotones
2 puñados de
  arándanos negros
2 puñados de
  grosellas negras

Pelar los melocotones desechando el hueso. Lavar las bayas. Licuar y mezclar los zumos de las frutas.

 Es una delicia veraniega, en la que cada gota debe saborearse. Puede realizar diferentes combinaciones de bayas para modificar el sabor y el dulzor.

Banana y bayas

2 bananas
troceadas
2 puñados de
frambuesas
180 ml de zumo
de arándanos

1. Licuar ambos ingredientes y mezclar con el zumo de arándanos.
2. Servir frío en copas pequeñas adornadas con arándanos.

Frambuesa cítrica

2 puñados grandes
de frambuesas
1/2 limón
1 pomelo

Lavar y licuar las frambuesas. Exprimir el limón y el pomelo. Mezclar los tres zumos.

Melocotón Melba

3 melocotones
1 banana
1 puñado de
frambuesas
180 ml de zumo
de manzana

Pelar los melocotones y las bananas. Lavar las frambuesas. Licuar las frutas y añadir el zumo de manzana.

Zumos para los más pequeños

Aventura en el norte

300 g de frambuesas
1 limón
100 ml de agua con gas
azúcar al gusto

1. Reservar dos rodajas de limón para decorar la bebida y pelar el resto. Lavar las frambuesas y licuarlas, seguidas del limón. Mezclar los zumos.
2. Servir en vasos de colores y llenar de agua con gas.

 Parece sorprendente que las frambuesas más jugosas y apetitosas sean a menudo producto del clima gélido de los países del norte.

Brisa de verano

250 g de uvas negras
1 naranja
1 pera
1 cucharada de miel

1. Pelar la naranja y partirla en cuatro trozos. Cortar la pera en cuatro trozos quitándole el corazón. Licuar juntas las uvas, la naranja y la pera.
2. Desleír la miel en los vasos y servir con uvas peladas.

Burbujas de naranja

180 g de uvas
blancas
1/2 limón
2 naranjas
agua mineral
con gas
hielo

1. Pelar las naranjas y trocearlas para que quepan en la licuadora. Reservar un par de rodajas de limón como decoración y pelar el resto. Lavar las uvas, quitarles los tallos y licuar. Licuar las naranjas, seguidas de la mitad del limón.
2. Servir en vasos, añadir hielo y coronar con agua mineral con gas.

Melocotón a la canela

4 cardamomos
2 palos de canela
en rama
200 ml de agua
3 melocotones
troceados y
congelados
1/2 cucharadita de
esencia de vainilla
3 cucharadas de
yogur natural
3-5 cubitos de hielo

1. Poner a hervir el agua con el cardamomo y la canela, dejar cocer a fuego lento al menos cinco minutos. Filtrar y dejar enfriar. Batir los melocotones, la vainilla y el yogur incorporando poco a poco la fusión de especias.
2. Servir en vasos largos con cubitos de hielo y palitos de canela.

Flotador de cola

200 ml de cola
1 cucharada y
 media de helado
 de vainilla
60 g de fresas

Lavar las fresas y triturarlas en una batidora hasta obtener una masa homogénea. Verter cola en un vaso y, con mucho cuidado, el helado encima. Echar un poco de zumo de fresa sobre el helado y controlar cómo se mezcla con el resto de los ingredientes.

¿Les damos bebidas gaseosas con cola? Antes de arrugar la nariz, aceptemos el reto de probar esta receta. Es muy grata de preparar, ya que la combinación de cola y helado se acerca a una mezcla explosiva y provoca unas burbujas muy agradables.

Yellow submarine

2 bananas,
 congeladas
6 albaricoques,
 congelados
un chorrito de zumo
 de manzana

1. Poner en la batidora las bananas y los albaricoques, batir hasta obtener una textura de granizado y añadir un chorrito de zumo de manzana.
2. Presentar en vasos altos con pinchitos de las frutas y sombrillitas.

Son dos frutas de color anaranjado que se mezclan para convertirse en un delicioso granizado. A los niños les encantará su color estimulante.

Limonada

4 limones
120 g de azúcar
molido
cubitos de hielo
1 litro de agua

1. Licuar los limones cortados en cuartos. Colocar en la batidora junto con el hielo, el azúcar y el agua. Batir hasta que esté totalmente mezclado.
2. Servir en vasos altos con adornos de colores vivos.

Una deliciosa y refrescante manera de cargarles de vitamina C, flavonoides y aceites esenciales. La riqueza en vitamina C y ácido cítrico del limón y la lima ayuda a prevenir enfermedades infecciosas, estimulando el sistema inmunitario y creando defensas contra virus y bacterias.

Pantera rosa

300 g de fresas
100 ml de limonada

Lavar y quitar el rabito y las hojas de las fresas, reservando una para decorar. Añadir las fresas a la batidora y triturar hasta que formen una mezcla homogénea, añadir la limonada y batir con cuidado, asegurándonos de que el dióxido de carbono no haga demasiadas burbujas. Cortar la última fresa en rodajas finas y distribuirlas flotando sobre la bebida.

Por el color rosado que le proporcionan las fresas, este zumo está muy indicado en fiestas infantiles o cumpleaños.

Locura de mango

2 naranjas
1 banana
1/2 mango
100 ml de agua
  con gas
4-6 cubitos de hielo

Pelar las frutas y batirlas con los cubitos de hielo hasta lograr una textura de granizado. Servir en un vaso largo añadiendo el agua con gas y obtener un efecto burbujeante.

Burbujas de pomelo

1 pomelo
1 manzana
100 ml de agua
  con gas

1. Pelar el pomelo y partirlo en trozos. Cortar la manzana, licuarla y después licuar el pomelo.
2. Repartir el zumo en vasos y coronar con agua con gas.

Huracán

1/2 piña
2 manzanas
gaseosa o agua
  con gas
azúcar al gusto

Pelar la piña y cortar la carne a trozos. Cortar la manzana y añadirla a la licuadora, seguida de la piña. Mezclar los zumos con aproximadamente 100 ml de agua con gas o gaseosa en un vaso largo.

Melón efervescente

1/2 melón
2 kiwis
4 a 6 cubitos
de hielo
agua mineral
con gas

1. Pelar el melón y los kiwis, quitar las semillas del melón. Poner las frutas en la batidora junto con los cubitos de hielo. Batir hasta obtener una textura de granizado.
2. Al servir añadir el agua mineral para lograr el efecto burbujeante.

En la playa

4 naranjas
4 maracuyás
agua mineral
con gas
4-6 cubitos de hielo

Exprimir las naranjas. Licuar los maracuyás. Combinar ambos zumos en el vaso, añadiendo el agua mineral con gas. Servir con un poco de hielo.

Refresco de sandía

1/2 sandía
2 bolas de helado
de lima
6 cubitos de hielo

Pelar la sandía, eliminando las semillas, poner en la batidora junto con el hielo y el helado de lima. Batir hasta obtener una textura de granizado.

 La sandía es una de las frutas más refrescantes gracias a que contiene una gran cantidad de agua. Al añadirle lima su sabor se ve realzado. Resulta ideal para ofrecer a los niños en un día caluroso.

Río revuelto

2 naranjas
100 ml de cola
cubitos de hielo

Pelar las naranjas y licuarlas. Poner unos cuantos cubitos de hielo en un vaso y verter el zumo de naranja. Mezclar con la cola para obtener una bebida gaseosa con un gusto inusual pero definitivamente sorprendente.

Primavera

250 g de fresas
2 manzanas
100 ml de agua con gas o limonada

1. Lavar las fresas y ponerlas en la licuadora. Trocear las manzanas y licuar. Mezclar todo en un vaso y coronar con la bebida gaseosa.
2. Decorar con pinchitos de fruta y cañas de colores.

Clásico infantil

180 g de fresas
1 banana
1 naranja

1. Lavar las fresas y quitarles el rabito y las hojas. Pelar la banana y cortarlo en rodajas. Pelar la naranja y desgajarla. Poner todos los ingredientes en la batidora y batir hasta obtener una mezcla cremosa.
2. Añadir hielo o un poco de zumo de naranja recién exprimido para diluir, si lo deseamos.

El rey león

1 mango troceado
y congelado
3 melocotones
troceados
y congelados
un chorrito de zumo
de naranja

Poner en la batidora el mango y los melocotones, batir hasta obtener una textura de granizado y añadir un chorrito de zumo de naranja.

Refresco rosa

1/2 sandía
2 puñados de fresas
congeladas
1 bola de sorbete
de limón
6 cubitos de hielo
un chorrito de agua
mineral

1. Quitar la cáscara y las pepitas de la sandía. Poner en la batidora la sandía, las fresas congeladas, el sorbete de limón y los cubitos, batir hasta obtener una textura de granizado.
2. Al servir, añadir un chorrito de agua mineral.
3. Decorar con pajitas de colores y sombrillas.

Cócteles para fiestas

Cóctel de primavera

350 g de fresas
6 kiwis troceados
1 limón
12 cucharadas
de azúcar
agua
granadina

1. Calentar cinco minutos en una cazuela las fresas, el zumo de limón y el azúcar. Dejar enfriar, batir y colar.
2. Batir los kiwis y meter en el congelador procurando que no se solidifique.
3. Pasar el borde de las copas por el zumo de granadina con agua y seguidamente por azúcar. Servir en cada copa puré de kiwi escarchado y salsa de fresas por encima.

La fresas evocan la primavera. Este cóctel, por su espectacular colorido en verde y rojo da la imagen de los campos y las flores tempranas. La fresa llegó a Europa transportada por los primeros colonos de Virginia y es una de las frutas con mayor contenido de vitamina C. Esta vitamina tiene la capacidad de favorecer la absorción del hierro de los alimentos, por lo que mejora o previene la anemia y mejora la resistencia a los resfriados.

Cóctel de calma

1/2 melón
1/2 lima
150 g de uvas

Quitar las semillas y eliminar la corteza del melón. Lavar las uvas y añadir a la licuadora. Licuar la lima, seguida del melón, y mezclar los zumos en un vaso.

Recomendable para el malestar y el dolor. Con un elevado contenido de potasio y vitaminas A y C, esta bebida nos ayudará a relajarnos de los dolores musculares y las tensiones.

Cálido invierno

2 peras
1 manzana
2 anises estrellados

1. Cortar las peras y la manzana en cuatro trozos quitándoles el corazón. Licuar juntas las frutas y ponerlas en un cazo.
2. Añadir el anís estrellado. Llevar a ebullición a fuego lento y dejar reposar.
3. Servir templado en una copa.

Rosa clásico

2 puñados de fresas
1 banana
1/2 piña

Pelar la banana y la piña, lavar las fresas. Licuar las tres frutas.

Las fresas y la banana son una de las mezclas clásicas de frutas que aquí aparecen combinadas con un toque tropical para crear un magnífico cóctel.

Cóctel de mango y uva

1 mango troceado
180 g de uvas
   negras

1. Licuar la pulpa del mango, lavar las uvas y licuarlas.
2. Mezclar los zumos en una copa de champaña.

 Recomendable para la comida. La uva negra contiene una sustancia denominada *resveratrol*, un poderoso anticancerígeno. También es un excelente depurativo.

Cóctel de tomate

6 tomates
1/4 de pepino largo
1,5 cm de rizoma
   de jengibre
unas hojas de menta
1 lima

1. Pelar los tomates, el pepino, el jengibre. Lavar la menta. Exprimir la lima.
2. Mezclar ambos zumos.

Cóctel playero

2 naranjas
1/2 limón
1/2 de piña hielo

1. En una jarra verter el zumo de naranja, el de limón y el de piña. Batir todo para que quede mezclado y añadir el hielo. Remover.
2. Servir con una rodaja de naranja en cada vaso.

Delicia tailandesa

275 g de pepino
275 g de zanahorias
1/2 chile pequeño
2 hojitas de hierba
  de limón
1 cucharada de
  cilantro fresco
1 rodaja de limón
  hielo picado

1. Pelar y cortar las zanahorias. Quitar las semillas del chili. Picar el cilantro. Licuar juntos el pepino, las zanahorias, el chili y la hierba de limón. Añadir el cilantro y remover.

2. Echar sobre la copa con el hielo y servir con una rodaja de limón.

Cóctel de bayas

180 g de zarzamoras
180 g de arándanos azules
1 banana pelada y troceada
225 ml de zumo de
  manzana
cubitos de hielo
zarzamoras y arándanos
  (adorno)

1. Batir todas las frutas con el zumo hasta que presente una textura suave.

2. Servir en un vaso alto con hielo y adornar con moras y arándanos.

Festín tropical

1 banana
1/2 piña
1/2 papaya
125 ml de zumo
  de guayaba

1. Pelar la banana, la piña y la papaya. Licuar. Añadir el zumo de guayaba.

2. Mezclar y servir en copas de cóctel.

Fragancia celestial

1 papaya (la pulpa)
2 pomelos (el zumo)
1 puñado de
    frambuesas
1 lima (el zumo)

1. Lavar las frambuesas y licuarlas con la papaya. Mezclar con los zumos de pomelo y lima.
2. Servir en copas altas con daditos de papaya.

Jolgorio rosa

1/2 melón
120 g de fresas

1. Quitar las semillas y la corteza del melón. Lavar las fresas y quitarles el rabito y las hojas; añadirlas a la licuadora. Licuar el melón.
2. Mezclar los zumos en un vaso.

Recomendable para la salud de la mujer. Rico, veraniego y extremadamente beneficioso para la salud. ¡No hace falta estar embarazada para degustar esta delicia!

Dorada madrugada

1 pera
3 albaricoques
1 nectarina
100 ml de zumo
    de pera
3 cubitos de hielo

1. Pelar y partir por la mitad la pera quitándole el corazón. Quitar los huesos y trocear los albaricoques. Quitar el hueso y trocear la nectarina. Poner los cubitos de hielo en la batidora y picar, añadir los demás ingredientes y batir hasta obtener una textura suave.
2. Servir en vaso de tubo y adornar con rodajas de albaricoque y nectarina.

Aleluya

1 papaya
1 maracuyá
100 ml de zumo
    de manzana
cubitos de hielo

1. Pelar la papaya quitándole las pepitas y trocearla. Cortar el maracuyá por la mitad y extraer la pulpa. Poner todas las frutas y el zumo en la batidora, y batir hasta que tenga una textura suave.
2. Servir con hielo y adornar con trozos de papaya y rodajas de naranja.

Melón mágico

350 g de melón
2 kiwis
4 lichis

1. Pelar, quitar las pepitas y trocear el melón. Pelar y partir en cuatro trozos los kiwis. Pelar y quitar el hueso de los lichis. Poner todos los ingredientes en la batidora y batir hasta que tenga una textura suave.
2. Servir frío en copas. Adornar con rodajas de kiwi.

Gran cascada

1 manzana
1/2 melón
120 g de brécol

Trocear la manzana, desechar las semillas del melón y quitarle la corteza. Lavar el brécol. Licuar y mezclar los zumos en un vaso.

Melón celestial

1/2 melón
2 peras
3 cm de jengibre
fresco

Desechar la corteza y las semillas del melón y licuar la pulpa. Trocear las peras y quitarle el tallo. Pelar el jengibre y trocear. Licuar las peras, el jengibre y el melón en ese orden. Mezclar todo en un vaso.

Es recomendable para la cena. Se trata de una bebida sustanciosa con la que podemos acabar el día de una forma más sosegada.

Mujer escarlata

300 g de tomates
   maduros
8 hojas de albahaca
3 cebollas de
   primavera
1 pimiento rojo
hielo picado
hojas de albahaca
   (adorno)
sal y pimienta negra
   (para aderezar)

1. Cortar los tomates en cuatro trozos. Pelar y picar las cebollas. Cortar por la mitad el pimiento rojo quitándole las pepitas. Poner los tomates, las hojas de albahaca, las cebollas y el pimiento en la batidora y batir hasta obtener una textura suave.

2. Servir en un vaso con hielo y adornar con las hojas de albahaca. Condimentar con sal y pimienta al gusto.

Cóctel de remolacha

2 remolachas
2 manzanas
2 tallos de apio

Pelar las remolachas y las manzanas, lavar el apio y licuarlo todo.

 Se trata de otra gran combinación de remolacha y fruta realzada por el sabor más intenso del apio.

El resplandor

1 guayaba
1/2 limón
150 g de fresas
150 ml de zumo
  de pera
hielo picado

1. Pelar y trocear la guayaba. Pelar el limón y partir por la mitad. Exprimir el medio limón. Batir todas las frutas y el zumo de limón y de pera.
2. Servir en una copa de cóctel con hielo.

Rojigualda

800 g de fresas
4 limones
600 g de azúcar

1. Lavar las fresas quitando los rabos y dejar escurrir bien. Mezclar el zumo de los cuatro limones con el azúcar. Añadir los fresones troceados y pasar bien por la batidora.
2. Repartir en copas y meter en el congelador dos horas antes de consumirlos. Adornar con unas hojitas de menta en el momento de servir.

San Francisco

400 g de naranjas
90 g de limón
4 rodajas de piña
en almíbar
120 g de azúcar
150 ml de jarabe de
granadina
500 ml de agua

1. Triturar todas las frutas con el azúcar a velocidad máxima. Añadir el resto de los ingredientes y mezclar.
2. Servir en vasos altos. Para adornar el vaso, mojar el borde con agua y pasarlo por un platito con azúcar y unas gotas de granadina.

Sueño de melocotón

2 bananas
2 melocotones
2 mandarinas
120 ml de zumo de
naranja
cubitos de hielo

1. Pelar las bananas y los melocotones, y licuarlos. Exprimir las mandarinas.
2. Mezclar los tres zumos en copas de champaña.

Tomate mágico

3 tomates grandes
1/2 lechuga
pequeña
1/2 pepino
1 ramillete
de perejil
1/2 limón

1. Lavar las hojas de la lechuga y licuarlas. Cortar los tomates por la mitad y añadir a la licuadora. A continuación, poner el pepino y el perejil. Pelar el limón y licuar la mitad de este cítrico.
2. Combinar todo en una copa y saborear lentamente.

Terciopelo púrpura

1 granada
225 g de frambuesas
1 cucharadita de
  agua de rosas

Cortar la granada por la mitad quitándole las pepitas. Licuar las frutas y remover con el agua de rosas. Servir en un vaso pequeño.

Tónico de miel

la pulpa de 1/4 de
  sandía
2 limas
una cucharada de miel
agua helada para diluir

Pelar las limas y licuar. Mezclar los zumos con un poco de agua helada y añadir unas gotas de miel si deseamos endulzar un poco más.

Trotamundos

1 papaya
2 kiwis
1 pera
150 ml de zumo
  de manzana

Pelar y licuar la papaya, la pera y los kiwis. Añadir el zumo de manzana.

Spanish cóctel

2 peras
2 naranjas

Pelar y trocear las peras y las naranjas. Licuar y combinar en el vaso.

Waldorf

5 hojas grandes
  de col
2 manzanas
2 tallos de apio
1 cucharadita de
  aceite de linaza

Lavar el apio y la col, pelar las manzanas y licuar los ingredientes. Mezclar con el aceite de linaza.

 Aunque no se trate de un verdadero Waldorf, posee un sabor agradable y es muy saludable. La linaza aporta a este zumo depurativo una dimensión inusual en términos de sabor, textura y propiedades saludables.

Pera tropical

3 peras
1/2 lima
1/4 de piña

1. Pelar y licuar las peras y la piña, desechando las semillas. Exprimir la lima.
2. Mezclar los zumos en una copa de cóctel.

 Por sus propiedades astringentes, la pera es apropiada en caso de colitis, y por su efecto diurético, en caso de retención de líquidos. Son muy recomendables para quienes sufren problemas de diabetes, hipertensión arterial o afecciones cardiovasculares.

Cuna verde

1 manojo pequeño
de espinacas
1/2 lechuga
1/2 lima
2 manzanas

Pelar las manzanas, lavar las espinacas y la lechuga. Licuar los ingredientes. Exprimir la lima y mezclar los zumos.

La fortaleza y la energía del famoso Popeye se debían a su dieta basada en el consumo de espinacas, ricas en hierro y ácido fólico.

Lujo tropical

2 mangos
2 bananas
1 lima
125 ml de zumo
de guayaba

Pelar los mangos y las bananas. Exprimir la lima y mezclar los zumos. Adornar el vaso con una rodaja de lima.

Evelyn

100 ml de zumo de piña
100 ml de zumo de naranja
100 ml de crema
de leche
unas gotas
de granadina
nuez moscada

1. Batir todos los ingredientes.
2. Servir frío en una copa de boca ancha espolvoreada con nuez moscada.

Hawai

50 ml de zumo de
    naranja
50 ml de zumo de pomelo
50 ml de zumo de
    arándano
50 ml de zumo de lima

Lavar el apio y la col, pelar las manzanas y licuar los ingredientes. Mezclar con el aceite de linaza.

El ratón y el gato

100 ml de zumo de piña
60 ml de zumo de
    banana
30 ml de crema de leche
1/2 naranja (el zumo)
2 cerezas

1. Batir todos los ingredientes.
2. Servir en un vaso largo con hielo. Decorar con las dos cerezas.

Cóctel Florida

120 ml de zumo de uva
60 ml de jarabe de goma
60 ml de zumo de limón
60 ml de zumo de
    naranja

1. Mezclar y batir todos los ingredientes.
2. Servir muy frío en copas de boca ancha y decorar con hojas de menta.

El jarabe de goma peruano se hace calentando una taza de azúcar, una taza de agua, un trocito de cola de pescado y una cucharadita de miel.

Belvedere

1 limón
albahaca
perejil
60 g de apio
90 g de zanahoria
60 g de lechuga
2 tomates

1. Licuar todos los ingredientes. Filtrar y salpimentar.
2. Servir en una copa ancha con una ramita de perejil y apio.

Saratoga

2 cucharadas de
   zumo de limón
1/2 cucharadita de
   azúcar glas
2 gotas de angostura
Ginger Ale
cubitos de hielo

Poner el zumo de limón y el azúcar en un vaso alto con los cubitos de hielo. Mezclar y completar con el Ginger Ale. Añadir la angostura.

Buffalo Bill

30 ml de zumo
   de grosella
120 ml de zumo
   de naranja
1 yema de huevo

1. Mezclar todo en la batidora.
2. Servir en copa ancha. Decorar con una espiral de piel de naranja.

Granadina especial

120 ml de zumo
de naranja
60 ml de zumo
de granadina
1 yema de huevo
soda

1. Mezclar todo en la batidora.
2. Servir en un vaso largo con ralladura de piel de naranja.

 La granadina o jarabe de granadina es un jarabe que se elabora con azúcar y granadas y no contiene alcohol. Debido a que se suele utilizar en tragos alcohólicos para endulzar y colorear, suele confundirse con una bebida alcohólica. También puede tomarse como refresco, combinándolo con soda o con agua.

Fuego de mango

150 ml de zumo de
naranja
30 ml de zumo de limón
60 ml de zumo de mango
soda

1. Mezclar todo en la batidora.
2. Servir en vaso largo y añadir soda.

Sonrisa

100 ml de zumo de pomelo
100 ml de zumo de naranja
60 ml de zumo de
zarzamora

1. Mezclar todo en la batidora.
2. Servir en vaso largo con hielo.

Comefuegos

1 zanahoria
1/2 de naranja
30 ml de nata
unas gotas de
tabasco
6 cubitos de hielo

1. Licuar las zanahorias y la naranja. Verter en una coctelera y añadir la nata, el tabasco y el hielo.
2. Agitar y servir, sin los cubitos, en un vaso de boca ancha.

El desayuno del barman

1/2 naranja
1 banana aplastada
con un tenedor
120 ml de leche
1 cucharadita de miel
1 cucharada de hielo
picado

1. Licuar la naranja. Batir la banana, la leche, la miel y el hielo. Mezclar.
2. Servir en una copa grande de coñac.

Margarita especial

1 puñado de fresas
en mitades
1 banana madura,
pelada y cortada
2 cucharadas de
zumo de lima
1 taza de hielo
picado

1. Lavar y partir por la mitad las fresas.
2. Pelar y trocear la banana.
3. Congelar ambas frutas al menos una hora.
4. Poner todos los ingredientes en la licuadora y mezclar hasta que quede suave pero espeso.
5. Servir en una copa fría para margaritas.

Flamingo

120 ml de zumo
de arándanos
60 ml de zumo
de piña
60 ml de soda
15 ml de zumo
de limón

1. Mezclar los tres zumos con hielo y verter en un vaso alto.
2. Añadir la soda y remover cuidadosamente.
3. Adornar con un pedacito de lima.

Sweetie Mary

120 ml de zumo de
tomate
15 ml de zumo de limón
1/2 cucharadita de salsa
Worcestershire
1 gota de salsa picante
1 pizca de sal de apio
1 pizca de sal
1 pizca de pimienta
hielo picado
cubitos de hielo

1. Mezclar en un vaso el zumo de tomate, el zumo de limón, la salsa Worcestershire y la salsa picante. Salpimentar.
2. Mezclar con hielo y filtrar.
3. Verter en un vaso con cubitos de hielo.
4. Adornar con un tallo de apio y un pedacito de lima.

 Se trata de una variante más saludable (sin alcohol) del conocido cóctel Bloody Mary. En este caso a los efectos antioxidantes del tomate y la ración de vitamina C del limón se unen las esencias picantes, ácidas y saladas que realzan los sabores más delicados de los zumos.

Daiquiri de fresa

30 ml de zumo
de lima
100 g de fresas
1 cucharada
de azúcar
hielo picado

1. Llenar la licuadora de hielo picado.
2. Añadir el zumo de lima, las fresas y el azúcar.
3. Mezclar hasta que quede suave y verter en un vaso frío.
4. Adornar con una fresa o con una rodaja de naranja.

Canícula de verano

1 melocotón
100 ml de zumo de naranja
100 ml de zumo de mango
1 bola de helado de
naranja
2 gotas de angostura
hielo

1. Poner todos los ingredientes en el vaso de la batidora.
2. Batir bien y servir en copa.

Matinal de chocolate

4 bolas de helado
de chocolate
120 ml de leche
30 ml de crema de leche
1 pizca de canela en polvo

1. Poner todos los ingredientes en el vaso de la batidora y triturar hasta que quede una crema fina.
2. Batir y servir en copa.

Batidos

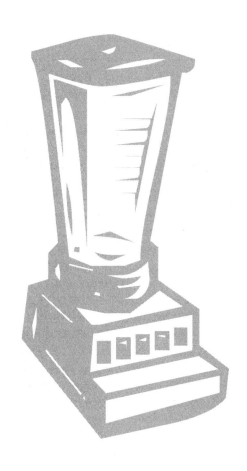

Batidos con base de leche

Banana split

6 bananas
6 cucharadas
  soperas de
  dulce de leche
1 litro de leche

Batir todos los ingredientes.

 El batido de banana es un clásico. La banana llena y tiene pocas calorías.

Batido anaranjado

150 g de
  zanahorias
120 ml de leche
1 pizca de nuez
  moscada
3 cubitos de hielo

1. Licuar las zanahorias y exprimir la naranja.
2. Pelar y cortar la piña y el melón y añadirlos a los zumos.
3. Colocar todos los ingredientes en la batidora y triturar hasta obtener la consistencia deseada.

Dulce vainilla

1 cucharada de
vainilla en polvo
1 vaso de leche
1 cucharada de miel
hielo picado

Mezclar todos los ingredientes hasta que no haya grumos.

Batido canario

4 peras pequeñas
4 bananas
1 vaso de leche de
almendras

1. Licuar las peras y verter el zumo en el vaso de la batidora.
2. Añadir la banana y la leche.
3. Batir unos instantes y servir al momento.

Batido cubano

200 g de papaya
3 vasos de leche
hielo al gusto

1. Pelar la papaya, retirar las semillas negras del interior y cortarla.
2. Reservar algunos gajos para adornar.
3. Batir la papaya con el resto de los ingredientes.
4. Servir el batido bien frío o con cubitos de hielo.

La papaya es una de las frutas más ricas en antioxidantes naturales.

Albaricoque batido

800 g de
albaricoques
500 ml de nata
líquida
500 ml de leche
120 g de azúcar

1. Pelamos, troceamos los albaricoques y los colocamos en el vaso de la batidora.
2. Añadimos la leche y trituramos hasta lograr una crema espesa.
3. Añadimos poco a poco la nata líquida.
4. Endulzamos con azúcar al gusto. El batido debe quedar cremoso.

Puesta de sol

200 g de
albaricoques
200 g de naranjas
450 ml de leche
4 naranjas
(el zumo)

1. Lavamos los albaricoques, los partimos en dos y les quitamos el hueso.
2. Pelamos las naranjas y separamos los gajos.
3. Licuamos los albaricoques y las naranjas en la licuadora.
4. Añadimos el zumo de las cuatro naranjas y pasamos todo por el colador chino de manera que no pase la pulpa de la naranja pero si la del albaricoque.
5. Mezclamos con la leche y batimos hasta formar una crema homogénea.
6. Guardamos en la nevera.
7. En el momento de servir batimos de nuevo el preparado y servimos en vasos largos con pajitas y algún trozo de fruta picada o de menta para adornar el vaso.

Campos de avena

1 vaso de leche
1 cucharada de
  avena
1 cucharadita de
  vainilla en polvo

Mezclarlo todo hasta que no queden grumos.

Cada zona geográfica del planeta consume un tipo de cereales específicos creando toda una cultura gastronómica en torno a ellos. Entre los europeos domina el consumo del trigo; entre los americanos, el de maíz, y el arroz es la comida esencial de los pueblos asiáticos.

Nuez en dulce

1 cucharada de
  vainilla en polvo
275 ml de leche
1 cucharada de miel
3 nueces
hielo picado

Mezclarlo todo hasta que no queden grumos.

Las nueces sirven para prevenir las enfermedades cardíacas ya que ayudan a bajar el colesterol «malo», el LDL.

Dulce bienestar

500 ml de leche
2 cucharadas de
  cereales en polvo

Mezclarlo todo hasta que no queden grumos.

Batido de ciruela

2 vasos de leche
5-6 ciruelas rojas
medio vaso de
  azúcar
media galleta

Lavar las ciruelas y deshuesarlas, mezclar los ingredientes y batirlos hasta que quede una mezcla espumosa y suave.

Chocolate enriquecido

1 cucharada de
  chocolate en polvo
275 ml de leche
2-3 gotas de extracto
  de coco
2-3 gotas de extracto
  de almendra
hielo picado

Mezclarlo todo hasta que no queden grumos.

Batido de fresa

400 g de fresas
120 g de azúcar
6 cubitos de hielo
500 ml de leche

1. Batir los ingredientes con la batidora y añadir el hielo hasta que quede una mezcla homogénea.
2. Servir frío.

Batido de helado

5 cucharadas de
  leche en polvo
500 ml leche
1 o 2 bolas de
  helado (al gusto)

Mezclarlo todo hasta que no queden grumos.

Banana lacteada

1 banana
1 huevo
1 cucharadita de miel
1 naranja (el zumo)
1 vaso de leche
1 pizca de canela en
  polvo

1. Pelar y trocear la banana.
2. Batir la banana con el huevo y la miel hasta que quede una mezcla suave y cremosa.
3. Añadir el zumo, la leche y la canela y batir todo de nuevo.

La banana es en un alimento de fácil digestión con mucha fibra soluble.

Batido de mango

200 g de mango
6 cubitos de hielo
200 ml de leche

Mezclarlo todo hasta que no queden grumos.

Batido tropical

1 mango
500 ml de zumo
   de piña
4 cucharadas de
   leche condensada
1/2 vaso de leche

1. Pelar el mango y trocearlo.
2. Batirlo junto con el zumo de piña hasta conseguir una crema fina.
3. Añadir la leche y la leche condensada y seguir batiendo.
4. Se sirve frío con trocitos de mango de adorno.

El mango es uno de los ingredientes fundamentales de las gastronomías tailandesa, camboyana e india, y también de muchos países de América, donde se cocina tanto para dulces como para platos salados.

Delicia de zarzamoras

180 g de
   zarzamoras
1 vaso de leche
1 vaso de nata
   líquida
1 clara de huevo
3 cucharadas
   de azúcar

1. Lavar las zarzamoras muy bien y triturarlas con el pasapuré.
2. Agregar el azúcar, la leche y la nata.
3. Batir la mezcla con las varillas de la batidora.
4. Montar la clara a punto de nieve e incorporarla a la mezcla.
5. Mezclar delicadamente y dejar enfriar en el frigorífico durante un cuarto de hora.

Turrón meloso

2 tabletas de turrón de Jijona
750 ml de leche
4 cucharadas de azúcar (opcional)
2 cucharadas de canela en polvo

1. Trocear las tabletas de turrón en trozos pequeños.
2. Poner el turrón y la mitad de la leche en el vaso de la batidora y triturar hasta obtener una pasta densa.
3. Añadir poco a poco la leche y el azúcar sin dejar de batir.
4. Si se desea el batido más líquido, añadir más leche.
5. Se sirve adornándolo con canela en polvo.

La canela contiene un aceite esencial rico en fenol que inhibe las bacterias responsables de la putrefacción de la carne.

Batido de veranillo

44 vasos de leche
1 vaso de azúcar
2 vasos de agua
16 fresas
unas gotas de zumo de limón
granadina
azúcar
hojitas de menta
corteza de un limón

1. Preparar un almíbar calentando durante diez minutos aproximadamente el agua con el azúcar y unas gotas de limón.
2. Dejarlo templar.
3. En la jarra de servir, verter la leche, el almíbar y las fresas y mezclarlo todo con una batidora de mano.
4. Untar el borde de las copas con un poco de granadina y después con azúcar.
5. Se decora con unas hojas de menta y corteza de limón.

Batido colorado

150 g de
   frambuesas
150 g de arándanos
   rojos
1 cucharada de
   jarabe de grosella
120 ml de leche

1. Lavar las frutas del bosque e incorporarlas a la batidora junto con la leche y el jarabe.
2. Batir y servir inmediatamente.

Bandido

150 ml de leche
1 banana troceada
   y congelada
2 cucharadas de
   caramelo líquido
cubitos de hielo

1. Poner primero la leche en la batidora, luego añadir la banana congelada y el caramelo líquido y batir hasta obtener una textura suave.
2. Servir en un vaso con hielo.

Leche merengada

1 litro de leche
un bastoncito
   de canela
la piel de un limón
azúcar, miel o sirope

1. Hervir la leche junto a la canela y la piel del limón.
2. Cuando suba, bajar la temperatura del fuego y cuando baje subir de nuevo. Así tres veces.
3. Dejar la leche enfriar y añadir el endulzante.
4. Poner en la heladera o nevera.
5. Añadir canela al servir.

Bajo el cocotero

1/2 piña grande
la leche de un coco
  fresco
coco fresco rallado
1 banana chafada
  con un tenedor
nuez moscada rallada
100 ml de leche

1. Licuar la piña, guardando un trozo para la decoración de la bebida.
2. Introducir el zumo en una batidora y añadir la leche de coco, el coco rallado, la banana y la leche.
3. Batir unos instantes y verter la mezcla en un vaso.

Mango tango

1 mango
1 banana aplastada
  con un tenedor
150 ml de leche

1. Licuar el mango y verter el zumo en el vaso de la batidora.
2. Añadir la banana y la leche.
3. Batir y servir.

Batido de chirimoya con arándanos

120 g de chirimoyas
1 puñado de
  arándanos
250 ml de leche
azúcar al gusto

1. Pelar la chirimoya y quitar las pepitas.
2. Poner en el vaso de la batidora todos los ingredientes y batir.
3. Servir en una copa decorado con arándanos.

Batidos con base de yogur

Yogur al melocotón

2 melocotones
1 yogur
1 cucharada de miel

1. Pelar los melocotones. Partirlos por la mitad, quitarles el hueso y trocearlos.
2. Batir todos los ingredientes hasta obtener una mezcla suave.

Albaricoques a la miel

4 albaricoques
2 cucharadas de miel
2 yogures naturales
2 claras de huevo

1. Poner a remojar los albaricoques troceados en un vaso de agua caliente cuatro horas antes de hacer el batido.
2. Poner los ingredientes y el agua del remojo en un cazo, añadir miel y cocer a fuego lento hasta que los albaricoques queden tiernos.
3. Retirarlos del fuego y dejarlos enfriar. Reducirlos a puré, añadir el yogur y mezclar con suavidad.
4. Montar las claras a punto de nieve, incorporarlas con cuidado a la mezcla y presentar el batido en copas altas.

Amanecer tardío

200 g de fresas
1 banana
1 manzana
1/4 de piña
2 yogures naturales
500 g de helado de
vainilla
3 cucharadas
soperas de azúcar

1. Lavar, trocear y batir todas las frutas.
2. Batir por separado la leche, el helado, el yogur y el azúcar.
3. Mezclar ambos batidos en un recipiente más grande y batir la mezcla.
4. Dejar enfriar unos quince minutos en el congelador, remover y servir en copas de boca ancha para helado.

Antillano

1 banana madura
2 cucharadas coco rallado
2 yogures naturales
1 vaso de zumo de coco
1 chorrito de zumo
de limón
3 cubitos grandes
de hielo

1. Batir bien todos los ingredientes junto con el hielo hasta que se derrita completamente.
2. Servir muy frío en copas de boca ancha adornándolas con gajitos de coco y banana.

Baya deslumbrante

150 g de arándonos rojos
150 g de arándanos
azules
120 ml de zumo de pera
1 yogur natural
4 cubitos de hielo

1. Poner los cubitos de hielo en la batidora y picar.
2. Añadir el resto de ingredientes y batir hasta que esté suave.
3. Servir muy frío adornándolo con arándanos rojos y azules.

Cereza encantadora

60 g de cerezas
150 g de fresas
1 pera
1 yogur natural
4 cubitos de hielo
hojas frescas de
menta

1. Deshuesar las cerezas.
2. Pelar la pera y cortarla en cuatro trozos quitándole el corazón.
3. Poner los cubitos de hielo en la batidora y picar.
4. Añadir el resto de los ingredientes y batir hasta obtener una textura suave.
5. Servir en un vaso alto y adornar con las hojas de menta.

Antojo de arándanos

150 ml de zumo de
naranja natural
1 yogur natural
1 puñado de
frambuesas
hojas de menta

1. Poner el zumo de naranja y el yogur en la batidora, añadir las frambuesas y batir hasta obtener una textura suave.
2. Servir frío en un vaso alto y adornar con hojitas de menta.

 Los arándanos son un buen tratamiento para la cistitis.

Afrutadísimo

1 cucharada de vainilla en polvo
1 taza de zumo de manzana
o de naranja
1/2 banana
1 yogur
hielo picado

Mezclarlo todo hasta que no queden grumos.

Dátiles almibarados

120 g de dátiles secos

2 cucharadas de miel

2 yogures

2 claras de huevo

1. Remojar los dátiles en agua caliente cuatro horas antes de hacer el batido.

2. Poner los dátiles y el agua del remojo en un cazo, añadir la miel y cocer a fuego lento 20 minutos o hasta que los dátiles estén tiernos. Dejar enfriar.

3. Pasar por el pasapuré, añadir poco a poco el yogur y mezclar suavemente.

4. Montar las claras a punto de nieve, incorporarlas con cuidado a la mezcla anterior y servir el batido en copas altas.

Brisa de melocotón

200 g de melocotones

200 g de naranjas

2 yogures naturales

4 naranjas (el zumo)

1. Lavar, pelar y deshuesar los melocotones.

2. Pelar las naranjas y separar en gajos.

3. Batir los gajos de naranja y los trozos de melocotón.

4. Agregar el zumo de las cuatro naranjas y pasar por el colador chino de manera que no pase la pulpa de la naranja pero si la del melocotón.

5. Mezclar con los dos yogures naturales y batir hasta formar una crema homogénea.

6. Guardar en la heladera o nevera.

7. En el momento de servir, batir de nuevo el preparado y presentar en vasos altos con pajitas y algunos trocitos de fruta picada para adornar.

Fresa vainillada

1 bola de helado
de vainilla
3 cucharadas de
leche condensada
2 yogures naturales
1 vasito de agua
helada
2 cucharadas de
mermelada
de fresa

1. Batir el agua, la leche condensada y el yogur hasta formar una crema.
2. Agregar el helado de vainilla y volver a batir hasta obtener una masa uniforme.
3. Al servir, colocar en el fondo de una copa una capa de mermelada y encima el batido bien frío.

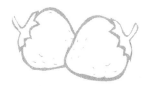

Mandarina exótica

1 mango
3 mandarinas
2 yogures naturales
desnatados
2 cucharadas
de miel
azúcar al gusto

1. Pelar el mango, trocearlo y colocarlo en el vaso de la batidora.
2. Pelar las mandarinas, quitar las semillas si las tuviera, trocearlas y ponerlas junto al mango.
3. Triturar hasta conseguir un batido suave.
4. Agregar el yogur, la miel y el azúcar al gusto, y batir ligeramente.
5. Colar por un chino o un colador y servir en copas bajas.

Delicia de pepino

1/2 pepino
menta fresca
   finamente cortada
la carne de medio
   aguacate
60 g de yogur
   natural

1. Licuar el pepino y verter su zumo en el vaso de la batidora.
2. Añadir la menta fresca, el aguacate y el yogur.
3. Batir y servir decorado con una ramita de menta y dos rodajas de pepino.

 El pepino ha sido cultivado en la India desde hace más de tres mil años.

Batido refrescante

200 g de melón
200 g de sandía
150 g de mango
1/2 limón
yogur natural
2 cucharadas de miel
10 hojas de menta
   fresca
3 cubitos de hielo

1. Licuar el pepino y verter su zumo en el vaso de la batidora.
2. Añadir la menta fresca, el aguacate y el yogur.
3. Batir y servir decorado con una ramita de menta y dos rodajas de pepino.

Batido de piña

1 yogurt
zumo de piña
azúcar
1 vasito de leche

Mezclar todos los ingredientes y batir bien.

Melocotón cremoso

1 melocotón
1 naranja pequeña
6 frambuesas
30 g de yogur
1 cucharada de
  hielo picado

1. Licuar el melocotón y la naranja y verter los zumos en la batidora junto con las frambuesas, la nata y el hielo.
2. Servir en un vaso alto.

Banana chocochoco

1 naranja
1 yogur
2 bananas
  chocolate rallado

1. Pelar las bananas y partir en rodajas.
2. Quitar la piel a la naranja y desgajarla.
3. Batir las dos frutas y añadir el yogur removiendo para que se mezcle bien.
4. Verter en una copa baja y decorar con el chocolate.

Frutas y frutos

4 yogures naturales
2 peras
2 bananas
3 naranjas
1 limón
4 cucharadas
  de azúcar
nueces peladas
avellanas tostadas
uvas pasas

1. Pelar las peras y las bananas y cortarlas en rodajas.
2. Exprimir las naranjas y el limón.
3. Batir las peras, las bananas y el zumo de naranja y de limón.
4. Añadir al batido los yogures de uno en uno hasta conseguir la textura deseada. Agregar poco a poco azúcar.
5. Servir los batidos en copas individuales, decorando con trocitos de frutos secos (nueces, avellanas tostadas, etc.).

Batido samba

2 melocotones
en almíbar
2 mangos maduros
2 yogures
2 tazas de hielo

1. Pelar los mangos y cortarlos en trozos medianos, al igual que el melocotón en almíbar.
2. Triturar el hielo con la batidora y, a continuación, agregar el resto de los ingredientes. Batir la mezcla unos treinta segundos.
3. Servir pronto en copas individuales.

Seda roja

100 g de fresas
100 g de
frambuesas
100 g de
zarzamoras
150 ml de zumo
de manzana
1 yogur hielo
picado

1. Poner todos las frutas y el yogur en la batidora y triturar hasta obtener una textura suave.
2. Servir en un vaso con hielo y adornar con frambuesas y zarzamoras.

 Las zarzamoras son una fuente importante de vitamina E y C, es decir, que son potentes antioxidantes; además, son buenas aliadas en el tratamiento y prevención de enfermedades circulatorias. También contienen pectina, una sustancia considerada como fibra soluble.

Batido primavera

1 yogur natural
1 cucharada de
   azúcar
1 vasito de agua
6 fresas
unas gotas de limón

1. Elaborar un almíbar calentando unos doce minutos el agua con el azúcar y las gotas de limón. Dejar que se enfríe un poco.
2. Mezclar en la batidora el yogur, el almíbar y las fresas hasta conseguir que quede ligeramente cremoso. Servir frío, no helado.

Beso de kiwi

2 kiwis
medio limón
   (el zumo)
180 g de fresas
2 yogures de soja
cubitos de hielo
rodajas de kiwi
   (para adornar)

1. Pelar y partir en cuatro trozos los kiwis.
2. Poner los kiwis, el zumo de limón, las fresas, el yogur y la leche en la batidora y triturar hasta lograr una textura suave.
3. Servir en un vaso con hielo y adornar con una rodaja de kiwi.

Bella durmiente

5 yogures naturales
3 manzanas
1 cucharadita de
   canela en polvo
3 tazas de hielo

1. Lavar y pelar las manzanas, quitar las semillas y cortarlas en dados.
2. Poner todos los ingredientes en la batidora y triturarlos durante unos pocos segundos.
3. Servir al momento y adornar con una pizca de canela.

Crema de limón

2 yogures de limón
1 yogur natural
8 cucharadas de
   leche condensada
8 cucharadas de
   azúcar
1 limón
60 g de nata para
   montar

1. Mezclar el yogur con la leche condensada, la corteza de limón rallada y el zumo de un limón.
2. Montar un poco la nata con el azúcar.
3. Extender la nata semi montada en el fondo de las copas y sobre ellas repartir la crema de yogur y limón.
4. Espolvorear un poco de ralladura de limón sobre la superficie.
5. Antes de servir conviene que se enfríe en la nevera unas dos horas.

Lassi de mango y canela

100 ml de agua fría
1 mango
1 yogur
una pizca de canela
rodajas de mango
rama de canela
   (para adornar)

1. Partir el mango por la mitad, extraer la pulpa y quitar el hueso.
2. Poner todos los ingredientes en la batidora y triturar hasta obtener una textura suave.
3. Servir en un vaso y adornar con rodajas de mango y la rama de canela.

Pantera rosada

275 g de fresas
3 yogures de fresa
(o naturales)
2 bolas de helado
de nata
2 cucharadas
de azúcar
hielo picado

1. Lavar y cortar las fresas en cuatro trozos.
2. Triturar las fresas y el azúcar en la batidora.
3. Después agregar los yogures, la leche y el helado. Batir de nuevo hasta obtener una mezcla suave.
4. Servir con hielo picado.

Gazpacho de lechuga

2 o 3 yogures de
leche de cabra o
soja
las hojas verdes de
2 o 3 lechugas
1 cucharada de
alcaparras
3 pepinillos en
vinagre
2 huevos duros
vinagre balsámico
aceite de oliva
sal y pimienta

1. Colocar todos los ingredientes en el vaso de la batidora con un poco de agua (en función del espesor que se quiera obtener). Es posible que haya que repetir la operación hasta que no queden grumos.
3. Salpimentar y aliñar con un chorro de aceite y unas gotitas de vinagre.
2. Batir hasta obtener una crema homogénea.
4. Servir en cuencos como primer plato.

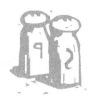

Batido de higo

3 higos secos
remojados
1 yogur
1/2 naranja
1 cucharada de
azúcar moreno
1 clara de huevo

1. Calentar el zumo de la media naranja con el azúcar moreno.
2. Rallar la piel de la media naranja y poner en el vaso de la batidora.
3. Añadir el zumo de la naranja, el azúcar y el yogur. Batir.
4. Al servir añadir la clara de huevo a punto de nieve y mezclar.
5. Servir en copa muy frío.

El proceso de deshidratación concentra más todos los nutrientes de los higos, por ello, aunque tengan más azúcar, también contienen más de sus otros nutrientes, como el potasio, el calcio, el hierro y el magnesio.

Batido de chirimoya

1 chirimoya
1 yema de huevo
250 g de yogur
nuez moscada
jengibre
chocolate

1. Batir la yema de huevo con una pizca de vainilla.
2. Añadir la chirimoya sin pepitas, la nuez moscada y un trocito de jengibre.
3. Terminar incorporando el yogur.
4. Servir frío en copas y decorar con chocolate en polvo.

Batidos ultraproteínicos

Almendro en flor

120 ml de leche de
  soja
30 g de almendras
120 g de cerezas
1 pera
120 g de tofu
  blando
hielo picado

1. Pelar y picar las almendras. Deshuesar las cerezas. Pelar y cortar en cuatro trozos la pera quitándole el corazón.
2. Primero poner la leche en la batidora, luego añadir las almendras, las cerezas, la pera y el tofu, y batirlo todo hasta que quede ligado.
3. Servir en un vaso alto con hielo picado.

Crema de banana y nuez

1 cucharada de
  vainilla en polvo
275 ml de leche
1-2 gotas de
  extracto de
  banana
1-2 gotas de
  extracto de nuez
hielo picado

1. Mezclar bien hasta que quede bien consistente.
2. Servir en copas de postre.

Crema de melocotones

275 ml de leche
2 cucharadas de azúcar
120 g de melocotones
   pelados y
   deshuesados
hielo picado

Triturar todos los ingredientes hasta que no queden grumos.

Bombón de banana

1 cucharada de
   chocolate en
   polvo
300 ml de leche
1/2 banana
hielo picado

Triturar todos los ingredientes hasta que no queden grumos.

Cacaolate

275 ml de leche
2 cucharadas
   soperas de azúcar
300 g de cacao
8-10 cubitos de
   hielo

Triturar todos los ingredientes hasta que no queden grumos.

El chocolate puro (cien por cien cacao), sin edulcorantes ni emulsionantes, contiene una gran cantidad de flavonoides y, en particular, uno denominado *procianidina*, que ha demostrado actuar como protector frente al cáncer, la cardiopatía isquémica y el ictus.

Batido de dátiles

1 mango
1 papaya
120 ml de leche
5 dátiles
1 cucharadita de
    caramelo líquido

1. Pelar el mango y la papaya. Quitar las semillas de la papaya y licuar ambas frutas.
2. Agregar la leche al zumo obtenido y batir hasta obtener una crema fina.
3. A continuación, añadir los dátiles deshuesados y troceados y batir.
4. Para terminar y dependiendo de las preferencias, decorar con un poco de caramelo líquido.

Una de las frutas secas que ofrece mayor nivel nutritivo y energético es el dátil, que además es un fruto al que podemos acceder todo el año.

Bosque de melocotones

1 cucharada de
    vainilla en polvo
120 g de
    melocotones
150 ml de leche
400 g de
    frambuesas
hielo picado

Triturar todos los ingredientes hasta obtener una mezcla cremosa.

Explosión tropical

1 cucharada de
  vainilla en polvo
120 ml de leche
1 cucharadita de
  miel
1/2 banana
1/2 taza de coco
  rallado
hielo picado

Triturar todos los ingredientes hasta obtener una mezcla cremosa y servir en copas bajas de champaña.

Batido de frambuesa

120 g de
  frambuesas
1 endivia
2 kiwis

1. Lavar las frambuesas y la endivia y pelar los kiwis.
2. A continuación introducir todos los ingredientes en el vaso de la batidora y triturar hasta lograr una mezcla homogénea.

Frutas mareadas

1 banana
1 naranja
1 puñado de fresas
2 rodajas de sandía
1 pera
3 cucharadas de
  azúcar
1 limón (el zumo)

1. Pelar y depepitar todas las frutas y rociar con limón la banana.
2. Triturar todos los ingredientes y pasar por el colador chino para obtener una mezcla sin pulpa.
3. Servir frío en copas de aperitivo decorado con pequeños trozos de la fruta triturada.

El día completo

100 g de fresas
100 g de melocotón
  en almíbar
100 g de banana
100 g de pera
500 ml de leche
  o 3 yogures
azúcar al gusto

1. Lavar, pelar y despepitar toda la fruta.
2. Poner la leche, o yogures si queremos que el batido sea más espeso, en la batidora con la banana y triturar.
3. Agregar poco a poco el resto de las frutas sin dejar de batir hasta conseguir una amalgama cremosa. Se puede aclarar con el almíbar de los melocotones.
4. Agregar azúcar si hace falta y servir muy frío en vasos altos.

Delicia del bosque

400 g de frutas del
  bosque
500 ml de leche
azúcar al gusto

1. Triturar la fruta y pasarla por un chino para eliminar las pepitas y la piel.
2. Incorporar la leche, o un yogur si queremos que el batido sea más espeso.
3. Incorporar azúcar al gusto y servir muy frío en vasos altos.

Batido de huevo

4 yemas de huevo
1 litro de leche
5 cucharadas
  de azúcar

1. Se introducen todos los ingredientes en la batidora.
2. Se bate muy bien y despues se tamiza con un colador chino.
3. Servir en vasos de cristal altos y se sirve frío.

Naranja enriquecida

2 naranjas
1 vaso de leche
1 banana
1 huevo
azúcar
1/2 de taza de hielo
    picado

1. Exprimir las naranjas hasta conseguir media taza de zumo.
2. Azucarar la leche al gusto y añadir el hielo picado.
3. Pelar y partir la banana en rodajas. Introducir todos los ingredientes en la batidora y triturar hasta que quede una crema fina.
4. Servir muy frío en vasos de cristal.

Kiwi real

150 g de fresas
2 kiwis
3 galletas de
    mantequilla
3 yogures
azúcar al gusto

1. Pelar los kiwis y retirar el tallo y las hojas de las fresas y lavarlas.
2. Triturar en la batidora los yogures y las galletas.
3. Agregar poco a poco las frutas sin dejar de batir hasta lograr la consistencia deseada. Endulzar al gusto.
4. Servir frío en copas bajas.

Biberón de fruta

500 ml de leche
1 melocotón
1 pera
10 galletas

Batir juntos todos los ingredientes hasta que la mezcla quede cremosa.

Batido de macedonia

2 melocotones
en almíbar
2 bananas
2 kiwis
1 cucharadita
de miel
1 taza de
frambuesas
1 taza de grosella
unos cubitos
de hielo
1 vaso de leche

1. Pelar las bananas y los kiwis y cortarlos junto con los melocotones en trozos. Colocarlos en un bol y añadir las frambuesas y las grosellas (reservar algunas grosellas y rodajas de kiwi para decorar).
2. Triturarlo todo bien con la batidora. Añadir la leche, la miel y dos o tres cubitos de hielo y seguir batiendo.
3. Servir en copas o vasos, decorándolos con unas rodajas de kiwi y algunas grosellas.

Manzanas a la nata

5 manzanas
250 ml de nata 1
limón 2 tazas de
agua caliente

1. Se pelan y descorazonan las manzanas, se trocean y se rocían con zumo de limón para que no se oxiden.
2. Cuando el agua está a punto de hervir, se echa sobre las manzanas. Se tritura con la batidora, y cuando ya no queden grumos se agrega la nata y se vuelve a batir hasta que quede espumoso.
3. Se sirve templado acompañado de galletas o bizcochos.

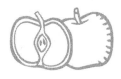

Batido de melón

1 melón amarillo
2 tazas de leche evaporada
1 taza de leche condensada
2 tazas de agua
1/2 taza de azúcar
1/2 de taza de vainilla

1. Batir todos los ingredientes hasta obtener una mezcla cremosa.
2. Congelar unas dos horas, y transcurrido este tiempo batir nuevamente.
3. Servir inmediatamente adornado con trocitos de melón.

Batido de papaya

1/4 de papaya
1/4 de naranja
4 piezas de fruta de la pasión o maracuyá
1/2 hoja de gelatina
1 vasito de nata
1 vaso grande de leche

1. Cortar la papaya y desechar las semillas. Extraer la pulpa con una cuchara redonda para formar bolitas y regar con el zumo de naranja. Reservar. Abrir los frutos de la pasión, extraer la pulpa y licuarla. Reservar.
2. Mezclar la leche y el azúcar en un cazo y calentar sin que llegue a hervir. Dejar reposar unos minutos y añadir la lámina de gelatina remojada en agua fría. Remover hasta que se disuelva y enfriar introduciendo el cazo en un bol con agua helada.
3. Montar la nata e incorporarla a la leche. Añadir la pulpa de la fruta de la pasión. Mezclar bien, si se prefiere, se puede añadir más azúcar al gusto. En cuatro cuencos de cristal poner en el fondo unas bolitas de papaya, verter una capa de la crema y repetir el proceso, terminando con la crema.
4. Adornar cada bol con un trozo de papaya y enfriar dos horas en el frigorífico antes de servir.

Piña colada

500 ml de zumo
de piña
250 ml de leche
1/2 cucharada de
extracto de coco
1/2 cucharadita de
miel hielo picado

Mezclar todos los ingredientes hasta que no queden grumos.

Banana glaseada

500 ml de leche
4 bananas maduras
esencia de vainilla
azúcar glas
miel al gusto

1. Triturar todos los ingredientes hasta lograr una consistencia cremosa.
2. Servir frío en copas de boca ancha adornando los bordes con azúcar glas y coronar con un dibujo de miel previamente calentada.

El bosque en casa

500 ml de leche
200 g de fresas del
bosque
1 banana
250 g de helado de
vainilla
azúcar al gusto

1. Triturar en la batidora la fruta, pelada y limpia, con la leche, el helado y el azúcar hasta que quede una crema espumosa.
2. Servir en copas adornadas con fresitas del bosque.

Batido de quinoa

250 ml de agua
4 cucharadas de leche de quinoa en polvo
1 cucharada de germen de trigo
1 cucharada de miel
1 banana madura

1. Calentar un poco el agua y añadir la leche de quinoa en polvo hasta su completa disolución.
2. Batir la banana cortada en rodajas con el agua de quinoa.
3. Agregar la miel y el germen de trigo y triturar bien todos los ingredientes.
4. Servir en vasos altos adornados con finísimas láminas de banana.

Batido mediterráneo

2 yogures de banana
2 melocotones en almíbar
3 cucharadas del almíbar del melocotón
1 vaso de leche
hielo al gusto

1. Poner los melocotones en la batidora con el almíbar, los yogures y el vaso de leche. Batir unos segundos.
2. Servir el batido con cubitos de hielo y trocitos de fruta flotantes.

Las bananas son muy ricas en hidratos de carbono por lo cual constituyen una de las mejores maneras de nutrir de energía vegetal nuestro organismo. Son muy indicadas para la dieta de los niños, que precisan muchas veces de un alimento que pueda saciar su hambre rápidamente. Igualmente para los deportistas o para cualquier persona que requiera un sano tentempié en cualquier momento.

Conspiración de coco

200 ml de leche
de coco
2 cucharadas de
chocolate líquido
1 banana pelada y
troceada
coco rallado y hielo
(adorno)

1. Poner la leche de coco, el chocolate líquido y la banana en la batidora y batir hasta obtener una textura suave.
2. Servir en un vaso alto con hielo y ralladura de coco.

Crema de grosellas

225 ml de leche
250 g de grosellas
225 g de natillas
de vainilla
cubitos de hielo
(para servir)
frambuesas (adorno)

1. Poner primero la leche en la batidora, luego añadir las grosellas y las natillas y batir hasta obtener una textura suave.
2. Servir en un vaso con hielo y adornar con las frambuesas.

Energía de fruta

3 yogures
1/2 aguacate
1 banana
30 g de almendras
peladas y
troceadas

1. Batir el yogur, el aguacate, la banana y las almendras, por ese orden.
2. Servir natural o frío en el desayuno o la merienda.

Lassi de piña

6 cm de jengibre
1/4 de piña
2 yogures naturales
4 cubitos de hielo
1 trocito de piña
   (adorno)

1. Picar el hielo en la batidora, añadir el jengibre, la piña y el yogur y batir.
2. Servir en vasos altos adornados con un trocito de piña.

Lassi de fresa

6 cm de jengibre
400 g de fresas
2 yogures naturales
4 cubitos de hielo
trocitos de fresa
   (adorno)

1. Proceder como en la receta anterior.
2. Servir en vasos altos adornados con un trocitos de fresas.

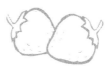

Superdigestivo

8 albaricoques
   rehidratados
5 ciruelas pasas
   rehidratadas
1 yogur
8 cucharadas
   del zumo de
   las ciruelas

1. Batir todos los ingredientes rehidratados hasta formar una crema.
2. Servir en copas o vasos pequeños (es muy saciante).

Mango bailón

1 mango
1 banana
5 cucharadas de
   yogur
10 cucharadas de
   zumo de naranja
hojas de menta
   (adorno)

1. Pelar las frutas y batir todos los ingredientes hasta lograr la consistencia de una crema.
2. Servir en copas de boca ancha decoradas con hojitas de menta fresca.

Sorpresa de mango

2 mangos troceados y
   congelados
1 lima (el zumo)
1 cucharadita de
   jengibre rallado
4 cucharadas de yogur
6 cubitos de hielo
4 cucharadas de azúcar

1. Batir todos los ingredientes.
2. Servir muy frío en copas con el borde adornado de azúcar glas.

Batido antillano

2 bananas
1/2 piña
250 ml de leche
   de coco
coco rallado
   (adorno)

1. Pelar las bananas y la piña. Batir todos los ingredientes.
2. Servir frío en vasos altos adornados con coco rallado.

Piña en las rocas

1/2 piña
1 bola de helado
  de limón
1 yogur natural
1 chorrito de zumo
  de piña
cubitos de hielo

1. Pelar la pìña y batir todos los ingredientes.
2. Servir en copas grandes con abundante hielo.

Sueño de verano

2 bananas
2 melocotones
2 mandarinas
1 yogur
8 cucharadas de
  zumo de naranja
ralladura de piel de
  naranja (adorno)

1. Pelar, deshuesar y despepitar todas las frutas y batirlas.
2. Servir muy frío en copas grandes adornadas ralladura de cáscara de naranja.

Meneíto

2 bananas
1/2 piña
180 ml de leche
  de coco
ralladura de coco
  (adorno)

1. Pelar las bananas y la piña y batir todos los ingredientes.
2. Servir helado en copas altas adornadas con coco rallado.

Malibú

1 piña
5 cucharadas de
leche de coco
1/2 cucharadita de
esencia de vainilla
1/2 limón (el zumo)
5 cucharadas de
zumo de piña

1. Pelar la piña, exprimir el limón y batir todos los ingredientes.
2. Servir muy frío en copas adornadas con daditos de piña.

Melocotón caribeño

2 melocotones
1/4 de piña
2 granadillas o
frutas de la pasión
1 yogur
8 cucharadas de
zumo de piña

Batir las frutas peladas y deshuesadas y servir frío con daditos de piña.

Papaya santificada

1/2 piña
la carne limpia de
media papaya
1 yogur natural
1 chorrito de zumo
de papaya

Batir todos los ingredientes y servir muy frío en copas de cóctel. 3 puñados de arándanos, zarzamoras y grosellas

Ocaso caribeño

1/2 piña
1 puñado de fresas
1 yogur
8 cucharadas de
zumo de guayaba

1. Pelar la piña y batir todos los ingredientes.
2. Servir en copas de cóctel heladas adornadas con fresas picaditas.

Terciopelo rosa

1 puñado de fresas
1 puñado de
frambuesas
1 banana
1 yogur
6 cucharadas de
zumo de manzana

Batir todos los ingredientes y servir frío en vasos altos.

Zarzamora refrescante

4 puñados de
zarzamoras
congeladas
1/2 yogur
1/2 cucharadita de
esencia de vainilla
un chorrito de zumo
de manzana

Batir todos los ingredientes y servir frío en copas bajas.

Batidos para dietas
bajas en calorías

Batido antioxidante

2 tomates maduros
1 pepino pequeño
2 tallos de apio
4 vasos de zumo
  de tomate
1 vaso de zumo
  de zanahorias
1 cucharada de
  zumo de limón
tabasco

1. Pelar y trocear las verduras, poner todos los ingredientes en un bol y batirlos hasta obtener una mezcla suave y homogénea.
2. Se le puede dar un toque picante añadiendo unas gotitas de tabasco.

Piñacate

1/2 aguacate
1/2 piña
1 manzana
2 naranjas

1. Lavar, pelar y trocear el aguacate, la piña y la manzana.
2. Exprimir las naranjas y triturar todo en la batidora.

A media tarde

1 cucharada de chocolate
  en polvo
250 ml de leche
  desnatada
una hoja de hierbabuena
  o menta
hielo picado

1. Mezclar todos los ingredientes hasta que no haya grumos.
2. Servir frío en vasos altos.

Melocotonísimo

1 cucharada de vainilla
  en polvo
300 ml de leche
  desnatada
1 melocotón fresco
1/2 cucharadita de
  extracto de melocotón
hielo picado

1. Mezclar todos los ingredientes hasta que no haya grumos.
2. Servir frío en vasos altos.

Popeye

60 g de espinacas
  frescas
1 yogur de soja fresco
1 cucharadita de miel
unas gotas de zumo de
  limón
225 ml de agua

1. Lavar bien las espinacas y partirlas en trocitos con las manos.
2. En un vaso grande de batidora, triturar primero las espinacas con un poco de agua. Añadir el resto de los ingredientes y seguir batiendo medio minuto más. Servir frío.

Soja con frambuesas

100 g de
frambuesas
congeladas
150 ml de leche
de soja

1. Batir la leche de soja con las frambuesas.
2. Servir en un vaso alto y decorar con dos o tres frambuesas.

Batido de horchata

1 chirimoya
225 ml de horchata
de chufa
1 cucharada de
melaza de caña

1. Partir la chirimoya por la mitad, extraer la pulpa y desechar las pepitas. Triturar la chirimoya, añadir la horchata y remover bien hasta lograr un puré fino.
2. Decorar con la melaza e introducir en el frigorífico. La mezcla debe estar muy fría antes de servir.

Batido de jengibre

2 manzanas
1 pera
1 trocito de jengibre

1. Batir la mitad de las manzanas y la pera cortadas en daditos.
2. Agregar el jengibre y batir hasta que quede disuelto.
3. Añadir la fruta restante y batir el conjunto unos segundos.
4. Servir muy frío en copas de champán.

Batido de lentejas

lentejas estofadas
del día anterior
canela en rama
y en polvo
ralladura de limón

1. Batir las lentejas estofadas poner a hervir cinco minutos este puré con la canela y la ralladura de limón.
2. Se dejan enfriar en el frigorífico hasta el día siguiente.
3. Servir en cuencos transparentes espolvoreado con canela.

Pera a la antillana

1/2 vaso de zumo
de piña
4 peras
azúcar al gusto
1 vaso de leche
desnatada
daditos de piña
y pera (adorno)

1. Pelar, trocear y batir las peras con el zumo de piña.
2. Añadir poco a poco la leche y el azúcar hasta obtener una mezcla suave y homogénea.
3. Servir en vasos altos adornados con daditos de piña y pera.

Papaya a la vainilla

una cucharada de
vainilla en polvo
1 papaya (la pulpa
limpia)
250 ml de leche
desnatada

1. Batir todos los ingredientes hasta que no haya grumos.
2. Servir frío en vasos altos.

Esplendor naranja

4 peras
10 albaricoques
    secos rehidratados
500 ml de leche
    desnatada
3 cucharadas de
    azúcar moreno
1 cucharada de
    vainilla en polvo

1. Batir todos los ingredientes reservando cuatro albaricoques para adornar las copas.
2. Repartir el batido en las copas y adornar con tiritas cortadas de los albaricoques reservados.
3. Guardar en la heladera o nevera hasta el momento de servir.

Banana a la canela

4 bananas
1 litro de leche
    desnatada
canela en polvo
    al gusto

1. Pelar las bananas y triturar, añadir la leche, poco a poco y sin dejar de batir hasta que haga espuma.
2. Servir frío en vasos altos espolvoreado con canela.

Remolino de caramelo

1 cucharada de
    vainilla en polvo
300 ml de leche
    desnatada
2 cucharaditas de
    caramelo
hielo picado

1. Batir hasta que no haya grumos.
2. Servir en copas bajas con rodajitas de banana.

Batido de ensalada

4 tomates de
  ensalada maduros
1 pepino grande
1 diente de ajo
1/2 pimiento verde
1/2 limón
4 cucharadas de
  aceite de oliva
sal

1. Batir el tomate, el pepino pelado, el diente de ajo también pelado, el medio pimiento verde sin pepitas y el zumo de medio limón, todo recién sacado de la nevera para consumir frío.
2. Si queremos que nos quede una crema fina la pasamos por un colador chino.
3. Una vez triturada y colada añadimos unas cucharadas de aceite de oliva y de sal y removemos con cuidado para que el batido quede ligado y cremoso (si está muy espeso, añadir un poco de agua helada y ajustar el punto de sal).
4. Servir en vasos fríos.

Yogur meloso

2 yogures griegos
2 tazas de leche
  desnatada
4 cucharadas de
  miel
canela en polvo al
  gusto

1. Batir el yogur con la miel con la batidora, añadir la leche y seguir batiendo hasta que quede espumoso.
2. Servir en vasos fríos y espolvorear con una pizca de canela.

Súpervitaminado

1 ramita de apio
1 zanahoria
1/2 pimiento rojo
1 ramito de brécol
1 tomate
1/2 yogur natural
desnatado
1 cucharada de miel
(opcional)

1. Limpiar y trocear la zanahoria y el ramito de brécol, cortar en cuartos el tomate, partir el pimiento por la mitad, lavar el apio y quitarle las hojas.
2. Batir todos los ingredientes junto con la miel y el yogur hasta obtener una crema suave.
3. Si eliminamos la miel, puede ser un delicioso batido de aperitivo.
4. Para postre o merienda, servir frío en copas de helado adornado con unos hilos de miel.
5. Como aperitivo, servir en vasos altos con tiras de apio y zanahoria.

Batido a la griega

1 troncho de apio (lo blanco)
1 pepino
1 limón (el zumo)
1/2 diente de ajo
4 cucharadas de queso crema ligero
3 cucharadas de aceite de oliva
4 hojitas de menta
1 cucharadita de vinagre de manzana
perejil (adorno)
sal al gusto

1. Triturar el pepino pelado, el apio, el ajo también pelado y la menta con el zumo de limón.
2. Añadir la crema de queso y el aceite de oliva y batir unos segundos hasta obtener un puré espeso.
3. Añadir la sal necesaria y el agua (poco a poco) hasta lograr un batido ligero, agregar unas gotas de vinagre de manzana sin batir la mezcla.
4. Servir de entrante en copas de helado adornadas con perejil picado.

Éxtasis de remolacha

150 g de remolacha
  cocida troceada
150 g de yogur
  desnatado
1 diente de ajo, pelado
  y troceado
15 g de cebollino fresco
120 ml de zumo de
  manzana
cebollino (para adornar)

1. Poner todos los ingredientes en la batidora y batir hasta obtener una textura suave.
2. Servir en un vasos altos y adornar con el cebollino.

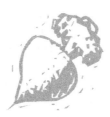

Lassi de mango

1 mango licuado
1 yogur desnatado
3 cm de jengibre
azúcar al gusto
jengibre en polvo
  (adorno)

1. Batir los ingredientes hasta obtener una mezcla espumosa.
2. Servir en vasos altos adornados con una pizca de jengibre en polvo.

El lassi es una bebida refrescante que procede de la India. En realidad no es más que una base de yogur con diferentes combinaciones de frutas y verduras. Puede ser dulce o salado y suele condimentarse con jengibre, comino y pimienta.

Lassi de pepino

1/4 de pepino
4 hojas de menta
fresca
1 yogur natural
desnatado
2 hojitas de menta
(adorno)

1. Pelar y trocear el pepino y batir todos los ingredientes hasta obtener una textura suave.
2. Servir frío en un vaso alto adornando con palitos de pepino y las hojitas de menta.

Inyección de vigor

3 albaricoques
2 naranjas
2 gotas de
equinácea
cubitos de hielo
para servir

1. Batir todos los ingredientes menos el hielo.
2. Servir frío en copas de cristal con cubitos de hielo y adornarlo con virutas de cáscara de naranja.

Sedoso resplandor

150 g de grosellas
negras
1 limón (el zumo)
2 naranjas
hielo picado (para
servir)
rodaja de limón
(adorno)

1. Triturar las grosellas negras lavadas, el zumo de limón y las naranjas peladas en la batidora.
2. Servir en un vaso con hielo picado y adornar con la rodaja de limón.

Hierbas mareadas

1/2 pepino troceado
1 ramita de eneldo
  fresco
1 ramita de perejil
  fresco
1 pepino
1 yogur desnatado
4 cebollas de primavera
  picadas
sal y pimienta
cubitos de hielo
rodajitas de pepino
  (adorno)
hojitas de perejil
  (adorno)

1. Batir enérgicamente el pepino, el eneldo, el perejil y las cebollas hasta obtener un puré espeso pero sin grumos.
2. Añadir el yogur y volver a batir con más suavidad hasta lograr una mezcla cremosa.
3. Salpimentar al gusto y batir unos segundos.
4. Servir en un copas de helado con los cubitos de hielo y adornar con rodajitas de pepino y unas hojitas de perejil.

Satén cárdeno

150 g de grosellas
  negras
150 g de cerezas
  sin hueso
200 ml de té de
  rosa
hielo picado

1. Batir las frutas hasta obtener un puré espeso y añadir poco a poco el té hasta conseguir una textura suave.
2. Servir en un vaso alto coronado de hielo picado y adornado con grosellas y pedacitos de cereza.

Batidos para fiestas infantiles

Tirabuzón rosa

150 g de
frambuesas
3 cucharadas de
helado de vainilla

1. Batir las frambuesas con la mitad del helado.
2. Poner la otra cucharada y media en una copa.
3. Verter la mezcla cremosa sobre el helado.
4. Servir inmediatamente en copas adornándolo con algunas frambuesas y sombrillitas de colores.

Bananas chocolateadas

2 bananas
1 naranja
75 g de yogur
chocolate rallado
(adorno)
confites de
chocolate de
colores (adorno)

1. Batir ligeramente las bananas y las naranjas. Añadir el yogur y volver a batir.
2. Si la mezcla parece demasiado espesa, añadir un poco más de zumo de naranja o bien un chorrito de leche.
3. Servir en un vaso largo y coronar con abundante chocolate rallado y confites de chocolate y caramelo.

Aloha Hawai

1 pomelo
2 naranjas
1 piña
120 ml de leche
  de coco

1. Pelar las naranjas y el pomelo y partirlos a trozos, cortar la piña, desechando la corteza y el corazón.
2. Mezclar los cítricos primero, después añadir la piña y finalmente la leche de coco, batiendo bien todos los ingredientes hasta obtener una mezcla espesa y cremosa.
3. Servir frío en copas adornadas con daditos de piña.

Ambrosía tropical

1/2 piña
1 manzana
2-3 cucharadas de
  leche de coco
1 naranja
1 banana

1. Pelar y trocear la banana, la naranja, la piña y la manzana.
2. Licuar la manzana, la naranja y la piña y verter los zumos en la batidora.
3. Añadir la banana y la leche de coco y batir hasta obtener una mezcla cremosa.
4. Servir muy frío en un vaso largo, decorado con una sombrillita de cóctel y un trocito de piña pinchado en un palillo.

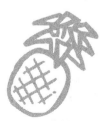

Batido de albaricoquero

5 albaricoques
3 naranjas
75 g de yogur

1. Pelar los albaricoques y deshuesarlos. Pelar las naranjas y partirlas a trocitos.
2. Añadir la fruta a la batidora hasta obtener una mezcla cremosa. Agregar el yogur y volver a batir.

Alboreada

800 g de guayaba
pelada y limpia
800 g de naranjas
en gajos
2 yogures
4 naranjas
(el zumo)

1. Licuar la guayaba y las naranjas.
2. Mezclar el licuado con el zumo de naranja y pasar por el chino.
3. Batir todos los ingredientes.
4. Guardar en la heladera o nevera.
5. Batir de nuevo el preparado y servir en vasos tubo con pajitas, sombrillitas de adorno y algún trozo de fruta picada para coronar el conjunto.

La guayaba es un gran alimento y muy digestivo, muy útil para lograr buenos hábitos de nutrición, y por ello es muy recomendable para los niños y las personas debilitadas y anémicas. Estimula la actividad del corazón y contrarresta la tensión alta. Esta deliciosa fruta de origen americano tropical tiene gran cantidad de vitamina C, hasta el punto que puede sustituir a la naranja.

Sol de media tarde

2 mangos maduros
300 g de
  albaricoques
1 limón (el zumo)
225 g de yogur
2 cucharadas de
  azúcar
6 cubitos de hielo
hojitas de menta
  (para decorar)

1. Pelar los mangos y los albaricoques y separar toda la pulpa del hueso utilizando un cuchillo afilado.
2. Batir la pulpa del mango y los albaricoques junto con el zumo de limón y el azúcar.
3. Agregar el yogur y los cubitos de hielo y batir hasta que quede una mezcla homogénea.
4. Servir en copas de postre decoradas con rodajitas de mango y de limón y hojitas de menta.
5. Poner algún detalle divertido, como banderitas de colores.

Sorpresa de chocolate

225 g de bananas
5 cucharadas de
  azúcar
500 ml de leche
500 g de helado de
  vainilla
400 g de cobertura
  de chocolate
virutas de chocolate

1. Batir las bananas peladas y troceadas (reservamos unas rodajitas para decorar) junto con la leche y el azúcar, hasta formar una crema.
2. Añadir el helado de vainilla y seguir batiendo hasta formar una crema homogénea y fría.

Batido de la abuela

4 yogures
2 peras
2 bananas
3 naranjas (el zumo)
1 limón (el zumo)
4 cucharadas de
   azúcar
nueces peladas
   (adorno)
avellanas tostadas
   (adorno)
uvas pasas (adorno)
azúcar al gusto
canela en polvo

1. Pelar las peras y las bananas y cortarlas en rodajas.
2. Hacer el zumo de las dos naranjas y del limón.
3. Batir las peras, las bananas y el zumo de naranja y limón.
4. Añadir los yogures de uno en uno hasta conseguir la textura deseada. Al final, poner el punto de azúcar.
5. Servir los batidos fríos en tazones individuales, decorándolos con trozos pequeños de frutos secos como nueces, avellanas tostadas o uvas pasas y una pizca de canela en polvo.

Limón limonero

4 limones grandes
5 cucharadas de
   azúcar glas
2 yogures
2 claras de huevo
3 gotas de
   esencia de
   vainilla
la ralladura del
   limón (adorno)
uvas pasas
   (adorno)

1. Exprimir los limones después de hacer la ralladura con la piel.
2. Batir el azúcar con el zumo y los yogures.
3. Montar las claras a punto de nieve y mezclar poco a poco la crema de limón con las claras montadas.
4. Una vez tengamos la crema espumosa la ponemos en un bol y lo introducimos en la nevera hasta el momento de servir.
5. Cinco minutos antes de servir volvemos a batir la mezcla para que suba y quede aún más espumosa.
6. Se sirve en copitas adornadas con la ralladura del limón y unas cuantas uvas pasas.

Delicia diabólica

180 g de helado de
chocolate blanco
150 ml de leche
con sabor a
chocolate
2 cucharadas de
chocolate líquido
cubitos de hielo
para servir

1. Batir la leche y el chocolate líquido hasta obtener una textura suave.
2. Servir en un vaso alto con cubitos de hielo.

Peter Pan

2 bananas maduras
1 y 1/2 cucharada
de helado de
chocolate
1 vasito de leche

1. Batir todos los ingredientes hasta obtener una mezcla cremosa.
2. Servir en vasos altos con pajitas de colores.

Los hidratos de carbono en forma de azúcares proporcionan una fuente de energía rápidamente disponible. Si hay una deficiencia, los azúcares que contienen los productos endulzados proporcionan una de las maneras más rápidas de restaurar el equilibrio. Por eso se comen a menudo cacao y productos con chocolate como bocados entre comidas. El cacao contiene una gran variedad de minerales y vitaminas de alto valor energético, muy indicado para los niños activos.

Batidos para déficits
especiales

Batido de arándanos rojos

1/2 banana
1/2 lima
2 puñados de
   arándanos rojos
1 naranja
1 yogur

1. Batir todos los ingredientes en la batidora hasta conseguir una mezcla suave.
2. Servir frío en copas adornadas con algunos arándanos.

 Batido indicado especialmente para los problemas de cálculos renales.

Batido de cacao y banana

1/2 banana (en rodajas)
1/2 mango (en trocitos)
1 cucharada de cacao
225 ml de leche de soja

1. Triturar primero las frutas, añadir el cacao y la leche de soja hasta conseguir una mezcla cremosa.
2. Servir frío en vasos bajos espolvoreado de cacao.

Este batido está indicado sobre todo para prevenir los problemas cardíacos y la diabetes.

Saludable cereza

4 naranjas
15 cerezas sin
  hueso
1/2 yogur

1. Batirlas las frutas con el yogur hasta obtener la consistencia deseada.
2. Servir en copitas de vermú coronadas con una cereza.

 Un verdadero desintoxicante natural.

Noche oscura

5 ciruelas pasas
  deshuesadas
un puñado de
  pasas de Corinto
1 yogur

1. Rehidratar las pasas y las ciruelas.
2. Batirlas con el yogur hasta que quede una crema fina.
3. Presentar en copas bajas con un hilo de yogur de adorno.

Su riqueza en fibra lo convierte en la pócima ideal contra el estreñimiento. Es un magnífico laxante, cien por cien natural.

Kiwi reconstituyente

1 kiwi
1 puñado de fresas
1 vaso de leche
  de soja

1. Batir el kiwi maduro con las fresas y la leche de soja.
2. Servir en vasos de boca ancha con daditos rojos y verdes.

Este batido es un magnífico remedio contra las molestias del síndrome premenstrual, para fortalecer el sistema inmunológico y reanimar después de los excesos de una larga noche.

Saludable Caribe

1 banana
1 mango
1/2 papaya
2 rodajas de piña
100 ml de leche de
soja
2 naranjas (el zumo)
1 limón (el zumo)
azúcar al gusto

1. Batir la pulpa de las frutas, añadir la leche de soja y batir de nuevo.
2. Caramelizar el azúcar calentándolo con unas gotas de limón y agregarlo a la batidora triturándolo todo de nuevo.
3. Servir templado en cuencos adornados con daditos de papaya.

Este batido resulta excelente para reducir los problemas de colesterol y triglicéridos.

Batido antiedad

1 mango (la pulpa)
3 mandarinas (los gajos sin pepitas)
2 yogures desnatados
2 cucharadas de miel
azúcar

1. Triturar las mandarinas junto con el mango hasta obtener una mezcla suave. Seguidamente, agregar el yogur, la leche, el azúcar y batir ligeramente.
2. Servir frío en vasos altos adornado con daditos de kiwi y un gajo de mandarina por vaso.

Los componentes de este batido son especialmente indicados para enfermedades cardiovasculares y degenerativas por lo que se recomienda a personas de edad avanzada.

Batido de manzana

2 naranjas
1 yogur
1 manzana hojas de
menta (adorno)

1. Licuar la manzana y la naranja.
2. Batir los dos zumos junto con el yogur hasta obtener una mezcla cremosa.
3. Servir en copas heladas espolvoreadas de menta picada.

 Los efectos curativos de las manzanas se dejan notar en varias partes de nuestro organismo, como el sistema nervioso, el hígado y el bazo.

Delirio de frambuesa

120 g de frambuesas
120 g de arándanos rojos
100 ml de zumo de
manzana
2 gotas de equinácea
2 cucharaditas de polen
de abeja

1. Poner todos los ingredientes en la batidora y batir hasta lograr una textura suave.
2. Servir frío en un vaso y adornar con arándanos y frambuesa.

Un dulce refuerzo para el sistema inmunológico.

Batido de pomelo y más

2 pomelos
1 yogur
agua para diluir
   (opcional)

1. Licuar los pomelos troceados. Añadir el agua y el yogur a la batidora y batir hasta obtener una mezcla cremosa.
2. Podemos verter los ingredientes en la licuadora para que el batido adquiera una textura más consistente.
3. Servir helado en vasos altos con hielo picado.

Es un excelente digestivo. Esta bebida es especialmente refrescante y puede reavivar el organismo más desfallecido.

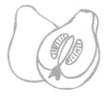

Calma chicha

225 ml de
   manzanilla fría
1 papaya pelada
   cubitos de hielo
   para servir

1. Batir la manzanilla con la papaya hasta lograr una textura suave.
2. Servir en un vaso con cubitos de hielo.

Batido de delicioso sabor. Muy delicado de aroma, que provoca una agradable sensación de biestar y tranquilidad.

Batido de nectarina

2 nectarinas
(la pulpa)
2 naranjas
(los gajos)
1 yogur
8 cubitos de hielo

1. Triturar los ingredientes hasta obtener una mezcla suave, agregar los cubitos de hielo de uno en uno mientras se continúa batiendo.
2. Servir en copas de helado adornadas con daditos de nectarina.

Poderoso antioxidante, la nectarina purifica la piel y tiene también beneficiosos efectos laxantes.

Muralla de piña

1/2 piña pelada
1 yogur
agua mineral con
gas para diluir
(opcional)

1. Batir todos los ingredientes hasta obtener una mezcla cremosa.
2. Verter todos los ingredientes en la licuadora para que el zumo adopte una textura más consistente.
3. Para finalizar, podemos añadir un poco de agua con gas, si lo deseamos.
4. Servir en vasos altos adornados con media rodajita de piña.

Recomendable para la digestión. La bromelina de la piña permite equilibrar los niveles de acidez y de alcalinidad en el estómago. El yogur nos ayudará a restablecer los niveles de bacterias en el intestino después de pasar una indigestión o tras la toma de medicamentos agresivos.

Infusiones

Infusiones para disfrutar

Infusión de albahaca

1 cucharada de
albahaca (hojas)
1 cucharada de tomillo
2 cucharadas de rosa
(pétalos)
1 puñado de menta
1 cucharada de hinojo
500 ml de agua
azúcar al gusto

1. Llevar el agua a ebullición.
2. Fuera del fuego, añadir la mezcla de plantas.
3. Tapar y dejar en infusión durante diez minutos.

Infusión de albaricoque

4 albaricoques
troceados
1 manzana troceada
1 limón en rodajas
1 rama de canela
500 ml de agua
azúcar al gusto

Llevar el agua a ebullición. Añadir las frutas y la canela. Cocer durante quince minutos y retirar del fuego. Mantener en infusión unos diez minutos.

Infusión rosa

4 albaricoques
1/2 pomelo
800 g de grosellas
1 litro de agua
2 cucharadas de
    miel

1. Retirar el hueso de los albaricoques y cortar en cuartos.
2. Lavar el pomelo y dividir en rodajas.
3. Llevar el agua a ebullición. Añadir la fruta y dejar que cueza durante diez minutos.
4. Retirar del fuego y mantener en infusión quince minutos.
5. Endulzar con la miel.

Mixtura de salud

1 puñado de laurel
    (hojas)
1 cucharada de anís
    estrellado
1 cucharada de salvia
1 cucharada de hinojo
1 litro de agua
azúcar al gusto

1. Llevar el agua a ebullición.
2. Verter la mezcla en el agua y hervir.
3. Dejar que cueza durante cinco minutos.
4. Retirar del fuego y mantener en infusión otros diez minutos.

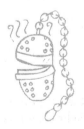

Infusión de arándanos

60 g de arándanos
60 g de frambuesas
60 g de fresas
60 g de zarzamoras
1 manzana
500 ml de agua
azúcar al gusto

1. Lavar cuidadosamente las bayas. Limpiar y cortar las fresas. Pelar y cortar la manzana.
2. Llevar el agua a ebullición e introducir en ella la fruta dejando que cueza durante diez minutos.
3. Retirar del fuego y mantener en infusión quince minutos.
4. Añadir el zumo de limón a la mezcla tibia.

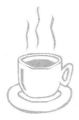

Infusión de fresas

60 g de arándanos
60 g de grosellas
120 g de fresas
el zumo de 1 limón
500 ml de agua
azúcar al gusto

1. Lavar cuidadosamente las frutas. Limpiar y cortar las fresas. Llevar el agua a ebullición e introducir en ella la fruta dejando que cueza durante diez minutos.
2. Retirar del fuego y mantener en infusión quince minutos.
3. Añadir el zumo de limón a la mezcla tibia.

Infusión de naranja

2 naranjas
1/2 caqui
1 rama de canela
500 ml de agua
azúcar al gusto

1. Lavar bien las naranjas y cortarlas en rodajas.
2. Pelar y cortar el caqui en trocitos. Introducir las frutas y la rama de canela en agua a punto de hervir. Dejar que cueza de cinco a diez minutos y mantener en infusión durante diez minutos.

Infusión de manzana

1 manzana
1 rama de canela
1 cucharada de cardamomo
1 cucharada de corteza de limón
500 ml de agua
azúcar al gusto

1. Verter en el agua la manzana, la canela y el cardamomo.
2. Llevar a ebullición. Dejar que cuezan durante quince minutos. Retirar del fuego y añadir la corteza de limón.
3. Mantener en infusión unos diez minutos.

 La mezcla de la manzana con las especias aporta un sabor muy delicado.

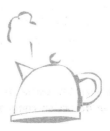

Infusión de melocotón

1 rama de canela
1 cucharadita de
   nuez moscada
1 limón
3 melocotones
500 ml de agua
azúcar al gusto

1. Lavar bien las frutas. Cortar el limón en rodajas. Pelar y dividir los melocotones en trocitos.
2. Llevar el agua a ebullición junto con la canela y la nuez moscada. Añadir las frutas.
3. Dejar que cuezan durante diez minutos. Retirar del fuego y mantener en infusión unos diez minutos.

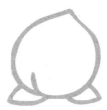

Infusión de tomillo

1 cucharaditas de
   tomillo
1 cucharaditas de
   romero
1 rama de canela
500 ml de agua

1. Llevar el agua a ebullición.
2. Añadir la mezcla y dejar que cueza durante cinco minutos.
3. Retirar del fuego y tapar.
4. Mantener en infusión unos diez minutos.

El tomillo en infusión alivia los resfriados y los trastornos digestivos. Puede actuar en decocción como antiséptico de heridas leves.

Infusión de cerezas

60 g de frambuesas
1 limón
120 g de cerezas
500 ml de agua
azúcar al gusto

1. Limpiar bien las frutas. Retirar el hueso y el rabo de las cerezas.
2. Cortar el limón en rodajas.
3. Llevar el agua a ebullición, añadir las frutas y dejar que cuezan durante cinco minutos.
4. Retirar del fuego y mantener en infusión unos quince minutos.

Infusión de ruibarbo

800 g de ruibarbo
120 g de cerezas
1 manzana
1 litro de agua
azúcar al gusto

1. Pelar y lavar el ruibarbo.
2. Cortar bastoncitos. Lavar las cerezas y quitarles el rabo y el hueso.
3. Lavar, pelar y cortar la manzana en trocitos.
4. Llevar el agua a ebullición e introducir las frutas.
5. Dejar que cuezan durante quince minutos.
6. Retirar del fuego y mantener en infusión unos diez minutos.

El ruibarbo es útil como laxante y estimulante del estómago y el hígado.

Infusión de pomelo

1/2 pomelo
120 g de fresas
120 g de grosellas
el zumo de 1 limón
500 ml de agua
azúcar al gusto

1. Lavar bien las frutas. Cortar el pomelo en rodajas. Limpiar las fresas y dividirlas por la mitad.
2. Introducir las frutas en agua hirviendo y dejar que cuezan durante cinco minutos.
3. Retirar del fuego y mantener en infusión unos diez minutos.
4. Añadir el zumo de limón a la mezcla tibia.

Infusión celestial

225 g de fresas
2 manzanas
4 rodajas de limón
500 ml de agua
azúcar al gusto

1. Lavar las fresas y quitarles el rabito. Partirlas por la mitad. Pelar y cortar las manzanas en trocitos.
2. Llevar el agua a ebullición. Añadir la mezcla de frutas.
3. Dejar que cueza de diez a quince minutos. Retirar del fuego. Mantener en infusión durante diez minutos.

Infusión ácida

120 g de grosellas
1/2 naranja
1/2 limón
1 cucharadita de
  jengibre
500 ml de agua
azúcar al gusto

1. Cortar la naranja y el limón en rodajitas finas y meterlas en agua fría.
2. Llevar a ebullición.
3. Añadir las grosellas y dejar que cuezan durante tres minutos. Retirar el cazo del fuego y mantener en infusión quince minutos.
4. Agregar el jengibre en el momento de servir.

El jengibre aporta un toque fresco y picante a esta infusión de varias frutas.

Infusión del bosque

225 g de grosellas
4 rodajas de limón
2 manzanas
500 ml de agua
azúcar al gusto

1. Lavar las grosellas cuidadosamente. Pelar, despepitar y cortar las manzanas en trocitos.
2. Llevar el agua a ebullición. Añadir la mezcla de frutas.
3. Dejar que cueza de diez a quince minutos. Retirar del fuego.

Infusión negra

3 cucharadas de
  grosellero negro
  (hojas)
2 cucharadas de
  corteza de limón
4 rodajas de limón
500 ml de agua

1. Llevar el agua a ebullición, volcar la mezcla y apagar el fuego.
2. Dejar en infusión de diez a quince minutos.
3. Servir muy frío.

Infusión de menta

1 puñado de menta
  piperita
1 cucharada de
  semillas de hinojo
500 ml de agua

1. Llevar el agua a ebullición, volcar la mezcla y apagar el fuego.
2. Remover y dejar en infusión de diez a quince minutos.

Infusión de jengibre

2 melocotones
2 manzanas
1 pellizco de
  jengibre
500 ml de agua
azúcar al gusto

1. Lavar bien las frutas. Pelarlas y cortarlas en trocitos.
2. Añadirlas al agua hirviendo y dejar que cuezan durante quince minutos.
3. Retirar del fuego y mantener en infusión de diez a quince minutos.
4. Incorporar el jengibre justo antes de servir.

Infusión de kiwi

2 peras
1 kiwi 500
ml de agua
azúcar al gusto

1. Pelar y lavar las frutas, cortar en trocitos.
2. Llevar el agua a ebullición.
3. Añadir las frutas y dejar que cueza todo durante diez minutos.
4. Retirar del fuego y mantener en infusión unos diez minutos.
5. Añadir azúcar al gusto.

Esta infusión de peras y kiwi es levemente laxante y muy digestiva.

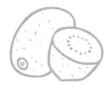

Infusión de flores

2 cucharaditas de manzanilla (flores)
1 cucharada de corteza de limón
1 rodaja de limón
500 ml de agua
2 cucharadas de miel de tilo

1. Llevar el agua a ebullición. Introducir todos los ingredientes, salvo la miel.
2. Dejar que cueza la mezcla durante unos minutos.
3. Retirar del fuego.
4. Justo antes de servir, endulzar con la miel de tilo.

Infusión de limón

1 limón
225 g de ruibarbo
500 ml de agua
azúcar al gusto

1. Pelar y lavar el ruibarbo.
2. Cortarlo en bastoncitos.
3. Dividir el limón en rodajas.
4. Llevar el agua a ebullición. Incorporar el ruibarbo y el limón y dejar cocer de diez a quince minutos. Retirar del fuego y tapar.
5. Mantener en infusión durante diez minutos.

Infusión del norte

350 g de fresas
1 puñadito de
  menta
500 ml de agua
azúcar al gusto

1. Limpiar las fresas y quitarles el rabo. Partirlas por la mitad o en cuartos, según su tamaño.
2. Llevar el agua a ebullición, añadir las fresas y la menta, y dejar que cueza todo junto unos tres minutos.
3. Retirar del fuego y mantener en infusión de diez a quince minutos.

Una taza de fresas contiene aproximadamente 34,5 calorías y es una excelente fuente de vitamina C y vitamina P o bioflavonoides.

Infusión mentolada

1/2 pomelo
1 puñado de menta
  piperita
500 ml de agua
azúcar al gusto

1. Llevar el agua a ebullición.
2. Cuando empiece a hervir, añadir la mezcla.
3. Dejar que cueza de cinco a diez minutos. Retirar del fuego y mantener en infusión de diez a quince minutos.
4. Añadir el azúcar en el momento de servir.

Infusión de mil flores

1 puñadito de hojas
  de naranjo
1 cucharada de
  flores de naranjo
4 hojas de laurel
1 rama de canela
1 cucharada de anís
  estrellado
1 rodaja de naranja
1 rodaja de limón
1 puñadito de hojas
  de tilo
1 litro y medio
  de agua

1. Añadir la mezcla de plantas y frutas al agua hirviendo.
2. Llevar a ebullición y dejar que cueza de cinco a diez minutos.
3. Retirar del fuego y mantener en infusión entre diez y quince minutos.

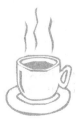

Té de melocotón

1 melocotón
250 ml de agua
azúcar al gusto

1. Lavar y cortar el melocotón.
2. Poner el agua a hervir junto con la fruta.
3. Dejar hervir durante un minuto.
4. Dejar reposar y beber tibio.

Té de melón

1/4 de melón
250 ml de agua
azúcar al gusto

1. Lavar y cortar en dados el melón.
2. Llevar el agua a ebullición, apagar.
3. Poner la fruta y dejar reposar.

Esta infusión puede resultar chocante, pero resulta tan buena como el zumo.

Té de naranja

1 naranja
500 ml de agua
azúcar al gusto

1. Pelar y partir la naranja en trozos.
2. Ponerla en el agua y hervir.
3. En cuanto empiece a hervir retirar del fuego.
4. Dejar reposar un par de minutos.

Correspondencia de vocabulario

Aguacate	Palta
Albaricoque	Pelones
Alcachofas	Alcauciles
Apio	Arracha, panal
Boniato	Batata, papa dulce, camote
Calabacines	Zapallitos
Calabaza	Zapallo, ahuyama
Cebolleta	Cebolla de verdeo, cebolla tierna
Champiñón	Seta, hongo
Col	Repollo, berza
Coles de Bruselas	Repollito de Bruselas
Escalonias	Echalotes
Fresas	Frutillas
Guisantes	Arvejas
Judías	Porotos
Judías verdes	Chauchas
Maíz tierno	Choclo
Maracuyá	Fruta de la pasión, granadilla
Melocotones	Duraznos
Patata	Papa
Pepino	Cohombro

Pimientos	Chiles, ajíes
Puerro	Ajo porro
Piña	Ananá
Plátano	Banana
Remolacha	Beterrave, betavel
Ruibarbo	Mechoacán
Soja	Soya
Tomate	Jitomate

Conclusión

Si ya tenía presente la recomendación médica de tomar cinco piezas de frutas y verduras frescas pero no sabía cómo cumplir con esta prescripción, después de leer este libro ya lo sabe.

Agregar uno o dos vasos de zumo de frutas y verduras a su alimentación es la forma más fácil, rápida y sencilla de aumentar el consumo de nutrientes fundamentales, que de otra forma tendría que consumir en forma de suplementos vitamínicos.

Como ya habrá comprobado, los zumos aportan nutrientes de forma casi inmediata, pero eliminan la fibra. Nuestro consejo, si no tiene tiempo de prepararse complicadas dietas, es preparar un delicioso zumo matinal de frutas (siempre con algún cítrico) que le aportará, no sólo vitaminas, sino también la energía de sus azúcares naturales para enfrentarse a una dura jornada laboral.

Los batidos de frutas y verduras, en cambio, aportan la fibra, tan necesaria también a nuestro organismo, por lo que los recomendamos como merienda, entre horas o antes de una cena ligera.

Una última recomendación: aunque los zumos y batidos son una extraordinaria fuente de deliciosa salud, no olvide llevar una dieta equilibrada y saludable a lo largo de toda la jornada y, sobre todo, por favor, recuerde que comer sano también puede ser un placer.

Índice de recetas

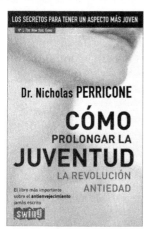

Cómo prolongar la juventud
Dr. Nicholas Perricone

Con una sólida base científica, este revolucionario programa antienvejecimiento es muy fácil de seguir y permite conseguir un cutis terso, una piel tonificada y, en general, mejoras visibles de la salud y el aspecto físico. El «Programa Perricone de 28 días» —que incluye alimentación, ejercicio y cuidado de la piel— supone una alternativa a otros tratamientos de rejuvenecimiento más agresivos o invasivos, tales como la cirugía, la exfoliación, el Botox o el láser.

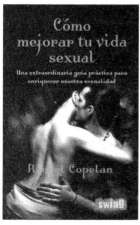

Cómo mejorar tu vida sexual
Rachel Copelan

Lejos de la mera satisfacción biológica, la plenitud sexual resulta un factor fundamental en la felicidad humana. Pero alcanzarla no es tarea fácil. El libro de la doctora Copelan es una guía muy útil para mejorar cualquier aspecto de la sexualidad y por tanto alcanzar un grado de madurez satisfactorio. ¿Se puede tener sexo apasionado con el cónyuge? ¿Se puede transformar lo habitual en extraordinario? ¿Cuáles son los secretos de los grandes amantes de la historia?

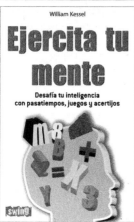

Ejercita tu mente
William Kessel

Los desafíos que propone este libro son un ejercicio intelectual que despierta el ingenio y la agudeza mental. Y lo hace de una manera lúdica y amena, fomentando la lógica, la fantasía y la sagacidad. William Kessel ha recopilado en esta obra una serie de juegos de diferentes épocas y lugares del mundo que ponen a prueba la capacidad intelectual del lector para convertirlo en una persona más brillante, ingeniosa y aguda.